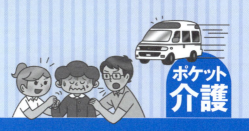

ポケット介護

引ける！わかる！
高齢者の
急変時対応

いざというとき、
あわてず素早く対応できる

桜新町アーバンクリニック
遠矢純一郎
著

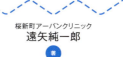

技術評論社

緊急時にする手順

「意識がない」「呼吸をしていない」最緊急時と、第2章でとりあげるファーストエイドで救急受診が必要なときにこのページを見て、順番に実行してください。
家庭や介護施設だけでなく、往来や駅などで人の急変に遭遇したときにも参考にしてください。

 ## 落ち着いてください

- 傷病者の身体に対する「急迫の危害」を逃れさせるために、第三者が他人に対して心肺蘇生法などを実施しても、(悪意または重過失がなければ)救急蘇生法の実施者が責任を問われることはありません。
- 「知らない人だから」「こわいから」「かかわると面倒だから」と見すごしたり、放置してはいけません。また、救命処置をしている人を見かけたら手伝ってください。
- 終末期医療を受けている要介護者の場合、本人が「延命を望まない」意思表示をしていることがあります。意思表示していることが明らかな場合は蘇生処置を行わず、主治医(かかりつけ医)に連絡して指示を受けてください。意思表示があいまいだったり、はっきり確認できない場合は迷わず以降の手順を実行してください。

② 安全を確保する

- 屋外などで救急処置を行う場合は自分自身の安全を確保してください。感染予防のためディスポーザブル（使い捨て）マスクと手袋を必ずつけ、汗を除く体液や分泌物、血液、排泄物に直接触れないようにしてください。
- 危険な場所に倒れていたり、床がデコボコしているなど救急処置に支障があるときは安全な場所に移動させ、安静にできる体位（p.66）をとってください。

③ 声かけして意識を確認する

(p.80)

- 肩や頬をたたいて「だいじょうぶですか？」「どうしましたか？」と声をかけます。

④ 応援を呼ぶ

(p.60)

- 複数の人が手分けしたほうが、救急処置はずっとうまくいきます。
- 大声で応援を呼びます。恥ずかしがらずに行動してください。
- 応援を得られないときは、現場を離れずあなた一人でできることを実行してください。

5 意識がないとき

(p.24)

- 反応がまったくない、うめくなどわずかしか反応がない場合は「緊急：意識がない」の対応アルゴリズムで対応します。
- 「胸が苦しい」「おなかが痛い」など苦痛をうったえるときは呼吸状態を確認します。
- 気道を確保します。
- 119番通報します。

6 呼吸をしていない、呼吸状態がおかしいとき

(p.16)

- 呼吸状態を「緊急：呼吸していない」の対応アルゴリズムに沿って対応します。
- 一見呼吸をしているようでも、深呼吸を繰り返している、浅く短い呼吸をしている、下あごをガクガクふるわせて呼吸している、止まったかと思うと深い呼吸をしているなど、ふだんと違う異常を感じたときも、この対応をしてください。
- 呼吸をしているかわからない、自信がないときもこの対応をしてください。
- 119番通報します。

⑦ 意識・呼吸は正常だが状態が明らかに異常のとき

(p.50)

- 受け答えできる程度の意識があり呼吸が正常でも、状態が明らかに異常だったり、どんどん悪くなっているときは急いで主治医の判断をあおぎ、すみやかに受診するか、急を要する場合には119番通報して救急受診する必要があります。

クイック
リファレンス

気道の確保 (p.30)

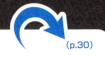

- 意識障害、呼吸停止、心停止になると、舌が落ちこみ気道をふさいで呼吸ができなくなります。
- あごを持ち上げ頭をそらせて気道を確保します。

心肺蘇生のしかた (p.34)

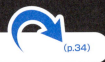

- 動かなくなった心臓を外から強制的に圧迫し、全身の臓器に血液を送りこみます。
- 胸骨圧迫と人工呼吸を交互に繰り返します。

AEDの使いかた (p.42)

- AED（自動体外式除細動器）は心肺停止や心室細動が起きたときに、電気ショックを与えて心臓を正常な状態に戻す装置です。
- AEDは電気ショックが必要か自動で判断し、音声ガイドが誘導するので、初めての人でも使えます。

119番通報・救急受診のしかた (p.50)

- 伝えるべき情報を通報前に準備しておきます。
- 通報にはどこでだれが対応しているかを知って、正確な情報を過不足なく伝えましょう。

医師の指示をあおぐ (p.72)

- 主治医と連絡がついたら、バイタルサインのほか「医療職に伝えること」を口頭で簡潔に伝え、指示をあおぎます。
- 医師から119番通報し救急受診するよう指示された場合は119番通報します。
- 医師と連絡がつかず、症状や状態がどんどん悪くなっていれば119番通報します。

運びかた (p.54)

- 担架やストレッチャー、毛布やタオルケット、シーツ、バスタオルなどを代用して要介護者を運びます。
- 安全に楽に運ぶ方法を写真で確認します。

延命を望まない人への対応 (p.219)

- 本人が「延命を望まない」意思表示をしていたことが明らかな場合は、主治医に連絡し、指示を受けてください。
- 「第3章 みとりと急変」を参考に、急変時の対応について要介護者や家族とふだんから話し合っておきましょう。

応援の呼びかた (p.60)

- 恥ずかしがらず大きな声で応援を呼びます。
- 応援してくれる人がいたら役割分担しましょう。

からだの冷やしかた (p.64)

- 発熱時や熱中症が疑われるときは、からだを冷やします。
- からだを効果的に冷やせる部位を知っておきましょう。

急変時の体位 (p.66)

- 症状や状態によって安静にできる体位は異なります。
- 写真を見ながらいろいろな体位を覚えましょう。

バイタルサインの測りかた (p.72)

- 体温・脈拍・呼吸・血圧などをバイタルサインといいます。
- 測定結果の正常値・異常値を判断します。

呼びかけのしかた (p.80)

- 呼びかけに対する反応の有無や程度で意識障害の程度（レベル）を確認します。
- 声かけ→肩や頬をたたく→つねるの順に実行して反応をみます。

はじめに
Introduction

　要介護高齢者は、発熱や転倒、誤嚥やせん妄など、急な体調の変化が生じることがしばしばあります。また在宅医療の普及とともに、これまで病院でみていたような病状を自宅や介護施設でケアすることが求められています。介護職がそうした場面に遭遇したときに、すぐに医師や看護師など医療職と連絡がとれる状況とはかぎりません。いつ何時起こるかわからない急変に、介護職がどれだけ迅速かつ的確な対応ができるかは、利用者の安心安全な生活を守るために欠かせないスキルといえるでしょう。

　本書では、そうした場面を想定しながら、起こりやすい症状を中心に現場ですぐに参照できるような構成を心がけました。もちろん介護職ができることや判断にはかぎりがあるため、医療との連携が重要です。現場で起こっていることを伝える際に、医療職が判断するために見ておくべきことや必要な情報についても記してあります。さらに、今後自宅や施設でのみとりが増えていくことにも配慮し、とくに章を設けて、その準備から過程、最期までのかかわり方についてわかりやすくまとめました。

　本書は桜新町アーバンクリニックの看護小規模多機能居宅介護の介護士兼ケアマネジャーである大場哲也氏をはじめ介護スタッフらの協力を得て、介護職と医師とのコラボレーションで制作しました。老化や病気を抱えながらも自分らしい生活を送ろうとなさる方とそれを懸命に支える介護職の方々にとって、本書が安心安全の一助となることを願ってやみません。

2019年4月　遠矢純一郎

もくじ
Contents

緊急時にする手順 ·················· 2
クイックリファレンス ·················· 6

はじめに ·················· 10
本書の使い方 ·················· 14

第1章
救命処置

·················· 15

緊急事態に直面したとき：緊急
呼吸をしていない ·················· 16
意識がない ·················· 24

急変時の処置や対応：手技
気道の確保 ·················· 30
心肺蘇生 ·················· 34
AEDを使う ·················· 42

基本の手技や対応：手技
119番通報・救急受診のしかた ·················· 50
運びかた ·················· 54
応援の呼びかた ·················· 60
からだの冷やしかた ·················· 64
急変時の体位 ·················· 66
バイタルサインの取りかた・見かた ·················· 72
呼びかけかた ·················· 80

第2章
ファーストエイド

……………………………………………… 85

急を要する非常事態：緊急
のどに食べ物を詰まらせた……………… 86
血を吐いた………………………………… 92
けいれんしている………………………… 96
ろれつが回らない……………………… 100

ようすがおかしい：観察
歩きかたが変だ、歩けない…………… 104
行動・ようすが変だ…………………… 108
ぼんやりしている……………………… 114
血圧が高い（低い）…………………… 118
せき・たんがひどい…………………… 124
下血した………………………………… 128
便秘……………………………………… 132
下痢……………………………………… 136
血尿……………………………………… 140
尿が出ない……………………………… 144
熱が出た………………………………… 148
ぐったりしている……………………… 152
からだがふるえる（振戦）…………… 156
けがをした……………………………… 160
倒れてからだを強く打った…………… 166
やけどした……………………………… 170
皮膚が赤い、腫れ・ブツブツ、むくみがある
……………………………………… 176

薬をまちがえて飲んだ	182

不調をうったえる：主訴

息が苦しい	186
胸が痛い	190
腹痛	194
食欲がない	200
頭痛	204
めまいがする	208
眠れない	212

第3章
みとりと急変

	219
延命を望まない人の急変対応	220
急変に備えておくこと	221
最期をむかえる人の状態と変化	223
終末期に行われる医療と介護ケア	226
終末期の変化と対応のQ&A	228

コラム

急変に備えて準備しておくもの❶	41
急変に備えて準備しておくもの❷	84
急変時の連絡先	91
急変時の対応を学ぶ	113
からだの名称	123
用語解説	165
災害時の急変に備える	216

さくいん………………………………………… 236
著者略歴と施設紹介…………………………… 239

本書の使い方

- 本書では緊急度や内容に応じてマーク表示をしています。マークの意味は次のとおりです。

   急を要する非常事態：緊急

   ようすがおかしい：観察

   本人が不調をうったえる：主訴

   基本の手技や対応：手技

- 本文中の「対応アルゴリズム」は急変時に行う手順を流れ図で表したものです。上流から下流へ進み、分岐点の「はい／いいえ」「ある／ない」等を判断して適切に対応してください。
- 桜新町アーバンクリニックの医師や介護スタッフによる経験談や気づきを顔アイコンつきの一口コメントにまとめています。

 医師   介護スタッフ

※本書に掲載されている会社名、製品名などは、それぞれ各社の商標、登録商標、商品名です。

第1章
救命処置

フランスのカーラーが作成した「カーラーの救命曲線」というグラフによれば、心臓停止から3分経つと助かる確率が50%に低下するとされています。一方、救急隊の現場到着所要時間は全国平均で8.6分（消防庁「平成30年版救急・救助の現況」）です。つまり、救急隊到着までになんらかの救命処置を行わないと半数以上の人が亡くなってしまうのです。

緊急事態に直面したとき：緊急

呼吸をしていない

● 類似の症状

胸が上下に動いていない／口元に顔を近づけても息を感じられない

● 対応のポイント

- 119番通報して救急受診する。
- 気道確保・心肺蘇生をする。
- AEDを取りにいく。
- 窒息や誤嚥の可能性に備える。

● 医療職に伝えること

- [ ] 意識はあるか、呼びかけて反応はあるか
- [ ] 呼吸をしていないのか、弱くても呼吸しているのか、呼吸の状態はどうか
- [ ] 気道確保をしたか
- [ ] 心肺蘇生を行ったか
- [ ] AEDを使用したか
- [ ] バイタル（体温、脈拍、呼吸、血圧）

緊急：呼吸をしていない

● 対応アルゴリズム

耳元で呼びかけたり、肩や頬をたたく
　↓
119番通報 ― 応援を呼ぶ
　↓
呼吸の状態を確認する
　↓
気道を確保し、呼吸がなければ心肺蘇生を行う
　├─ 呼吸が再開した → 回復体位をとって救急車を待つ
　└─ 呼吸していない → AEDを使う → 呼吸再開まで繰り返す

> 本人が「延命治療や心肺蘇生の拒否」の事前意思を示していたことが明らかな場合は、主治医（かかりつけ医）に連絡し、指示を受ける（想定内の急変として救命処置を行わない）。

こんな病気・原因が考えられる

不整脈、狭心症、心筋梗塞、脳卒中、窒息

1 救命処置

● これだけはやっておく

　耳元で呼びかける

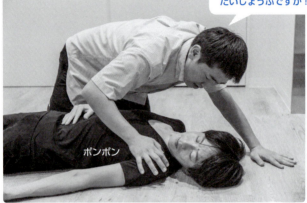

※詳しい説明は「手技：呼びかけかた」(p.80)を参照。

- 名前を耳元で呼びかけ、肩や頰を軽くたたいて返事や反応（口や手を動かす、目を声のほうへ動かすなど）があるか確認する。

緊急：呼吸をしていない

② 大声で応援を呼ぶ、119番通報する

1 救命処置

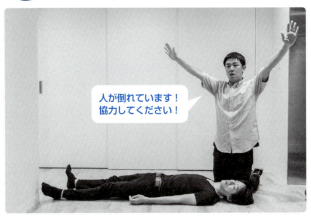

人が倒れています！
協力してください！

- ほかに人がおらず1人で対応する場合は、119番通報を最優先する。
- **応援者がいる場合**は、役割を分担して同じ行動をとらないようにする。

2人で対応	「①119番通報」と「②気道確保・心肺蘇生」に分かれて対応する。その後、どちらかが「③AEDを取りにいく」
3人以上で対応	「①119番通報」「②気道確保・心肺蘇生」「③AEDを取りにいく」に分かれる

③ 呼吸をしているか確認する

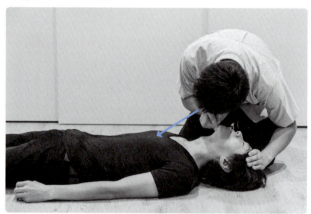

- 胸が上下に動くか、要介護者に顔を近づけ頬で息を感じるか、息の音を感じるか調べる。
- 息や呼吸音を確認できなければ、呼吸をしていないと判断する。
- 呼吸が弱い、呼吸かどうか区別がつかない、自信をもてないなら、呼吸がないと判断してよい。

呼吸の有無の見きわめは経験が浅い人にはむずかしいようです。日常生活でも呼吸の回数を測って慣れておきましょう。

緊急：呼吸をしていない

気道を確保し、呼吸がなければ心肺蘇生

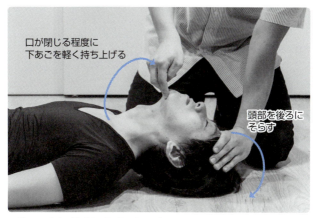

口が閉じる程度に下あごを軽く持ち上げる

頭部を後ろにそらす

※詳しい説明は「手技：気道の確保」（p.30）を参照。

呼吸がない場合

- 心肺蘇生を行う。
- **人工呼吸2回＋胸骨圧迫30回**を1サイクルとして、医師や救急隊が到着するまで続ける。

1人で行うとき	1サイクルを何度も繰り返して続ける
2人で行うとき	一人が胸骨圧迫を行った後、もう一人が人工呼吸を行う方法で何度も繰り返して続ける

- うまくできない、抵抗があるなら人工呼吸は省いてもよい。胸骨圧迫による血圧維持を最優先する。

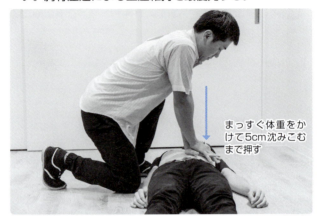

まっすぐ体重をかけて5cm沈みこむまで押す

※詳しい説明は「手技：心肺蘇生」(p.34)を参照。

呼吸がある場合
- バイタル、経皮的動脈血酸素飽和度（SpO_2）を測定する（p.72）。とくに脈拍や血圧が保たれていればよい。
- 回復体位をとって医師や救急隊を待つ。
- まひがある場合は、まひ側を必ず上にする。

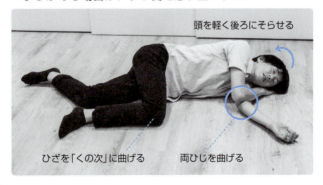

頭を軽く後ろにそらせる

ひざを「くの次」に曲げる　　両ひじを曲げる

緊急：呼吸をしていない

5 AEDを使う

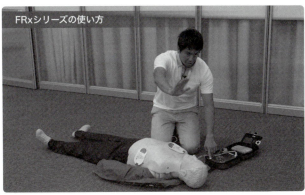
FRxシリーズの使い方

※詳しい説明は「手技：AEDを使う」(p.42)を参照。

- 心肺蘇生をしても反応がなく、呼吸もしていないときはただちにAEDを使う。
- AEDの電源を入れて装着、除細動（電気ショック）が必要か自動で判断されるので、指示にしたがう。
- 除細動終了後、「人工呼吸2回＋胸骨圧迫30回」を5サイクルした後、再びAEDで除細動を試みる。
- 除細動が不要で体動や呼吸がない場合は、人工呼吸と胸骨圧迫の心肺蘇生を繰り返す。

ふだんから不測の事態を意識しておきましょう！ とっさのときの落ち着いた行動につながります。

緊急事態に直面したとき：緊急

意識がない

● 類似の症状

意識障害／意識がおかしい／呼びかけても反応がない

● 対応のポイント

- 意識障害の程度を判定する。
- 3-3-9度方式（JCS法）による意識レベルの判定は「手技：呼びかけかた」（p.80）を参照する。

● 医療職に伝えること

- [ ] バイタル（体温、脈拍、呼吸、血圧）
- [ ] 意識レベルはどうか
- [ ] 急に意識がなくなったのか、少しずつ悪くなったのか、意識がなくなる前に何をしていたか（例：排便や入浴）
- [ ] けいれん、手足のしびれやまひ、嘔吐、失禁、発汗や冷や汗などの症状はあるか
- [ ] 目の動きや瞳孔の開きかたに変化はあるか
- [ ] 外傷による出血はあるか、虫に刺されているか
- [ ] 持病や服用している薬はあるか

緊急：意識がない

● 対応アルゴリズム

安全な場所に移す

↓

意識レベルを確認する

↓

呼吸状態・脈拍はどうか

- ふつう／ある
- 悪い／ない → 気道を確保し、呼吸がなければ心肺蘇生を行う

↓

救急受診する

> 本人が「延命治療や心肺蘇生の拒否」の事前意思を示していたことが明らかな場合は、主治医（かかりつけ医）に連絡し、指示を受ける（想定内の急変として救命処置を行わない）。

こんな病気・原因が考えられる

脳血管障害、脳腫瘍、てんかん、心臓発作、ショック、外傷、糖尿病による高血糖や低血糖発作

● **これだけはやっておく**

1) 安全な場所に移す

- いすやソファに座らせたままにしない。脳への血流が悪くなり、意識が再び低下したり、転倒する危険がある。
- 安全な場所に移して回復体位をとる。
- まひがある場合は、まひ側を必ず上にする。

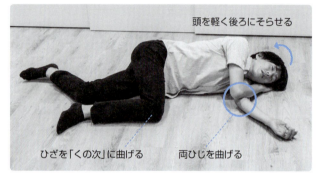

頭を軽く後ろにそらせる
ひざを「くの字」に曲げる
両ひじを曲げる

- 呼吸がある場合は、けいれん、手足のしびれやまひ、嘔吐、失禁、発汗や冷や汗などの症状の有無を確認する。

 入浴時の温度差や排便時の力みで血圧は一時的に大きく変動します。急な血圧変化で意識を失うこともあります。

緊急：意識がない

② 意識レベルを確認する

だいじょうぶですか！

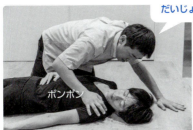

ポンポン

※詳しい説明は「手技：呼びかけかた」(p.80)を参照。

意識がないのか、眠っているだけなのか、意識レベルの変化はとても重篤な状況だけに、正しく見きわめることが大切です。本人のふだんの状態を把握しているからこそ変化に気づけることもあるでしょう。

③ 呼吸と脈拍を確認、気道確保する

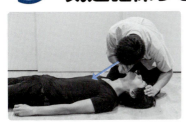

※詳しい説明は「手技：気道の確保」(p.30)を参照。

- 口元に頬や手を近づけたり、胸や腹の上下運動を見るなどして呼吸を確認する。
- 呼吸がない場合は気道確保する。

心肺蘇生を行う

- 脈がない場合は救急車が到着するまで心肺蘇生を行う（救助者が1人のときは胸骨圧迫を優先）。
- AEDがあればAEDを使う。

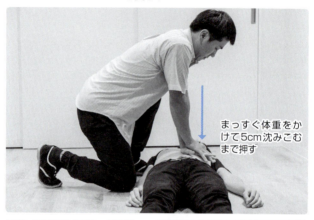

まっすぐ体重をかけて5cm沈みこむまで押す

※詳しい説明は「手技：心肺蘇生」(p.34)を参照。

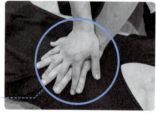

手のひらのつけ根をあてる

緊急：意識がない

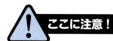

嘔吐があるときはあお向けにしない！

- 吐いた物で気道が詰まる危険があるので、あお向けに寝かせない。

高齢者は時間が経過した後、からだに影響が出ることも。意識が戻った後も「だいじょうぶだろう」と油断せず、引き続き経過観察しましょう。

1 救命処置

ワンポイントアドバイス

意識がすぐ戻ったら

- 高齢者は自律神経の調節がうまくいかず、急に立ち上がったり、排便・排尿、入浴などで血圧が一時的に下がり、脳の血流が減少して意識がなくなることがある。
- 下肢挙上の体位をとり、安静にしていれば意識が戻るが、繰り返すときは医療職に報告する。

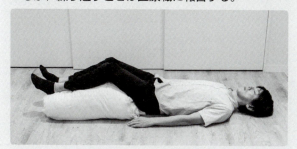

 急変時の処置や対応:手技

気道の確保

● 類似の項目

気道を広げる／舌の落ちこみを防ぐ

● 対応のポイント

- 意識障害、呼吸停止、心停止になると、舌が落ちこみ気道をふさいで呼吸できなくなる。それを防ぐために、あお向けで頭をのけぞらせ、気道を広げる。
- 気道を確保する方法には頭部後屈顎先挙上法と下顎挙上法がある。

● 頭部後屈顎先挙上法による気道の確保

あごを持ち上げ頭をそらす

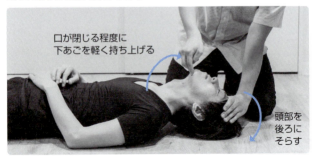

口が閉じる程度に下あごを軽く持ち上げる

頭部を後ろにそらす

手技：気道の確保

- ひたいを片手で押さえながら、もう一方の手の指先をあごの先に当てて持ち上げる。
- ひたいに当てた手はそのままにして頭の角度を保持する。1人で救命処置をしているときは、肩の下に枕や丸めたバスタオルなどをはさんで頭の角度を維持する。
- 転落や交通事故などで頸椎損傷の疑いがあるときは、呼吸が止まることがあるので、次の下顎挙上法で気道を確保する。

> 気道の確保は心肺蘇生の基本。緊急時に落ち着いてできるように、介護職はふだんからスタッフどうしで練習しておきましょう。

● 下顎挙上法による気道の確保

両手で下あごを持ち上げる

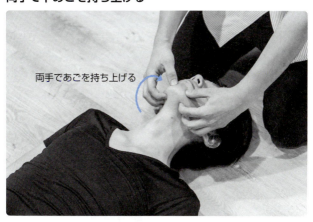

両手であごを持ち上げる

- 両手で下あごを持ち、受け口になるように軽く持ち上げる。

- 頭部を後ろにそらせないため、頸椎損傷の疑いがある場合でも可能。

● 気道を確保したら

呼吸を確認する

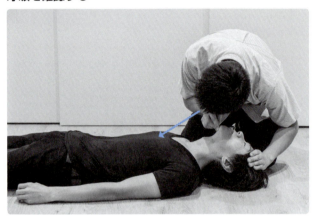

- 顔を口元に近づけて呼吸音を聞きながら、胸の上下運動を確認する。
- 弱かった呼吸が力強くなり、要介護者が楽に呼吸できることが確認できれば、この状態で救急隊の到着を待つ（ワンポイントアドバイスを参照）。
- 呼吸を確認できなければ「手技：心肺蘇生」(p.34)を参照。

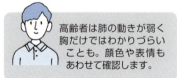

高齢者は肺の動きが弱く胸だけではわかりづらいことも。顔色や表情もあわせて確認します。

手技：気道の確保

ワンポイントアドバイス

「呼吸できない」とは舌が落ちこんだ状態

- 意識障害や呼吸停止になると舌が落ちこんで気道をふさいでしまう（舌根沈下）。

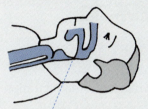

落ちこんだ舌が気道をふさいでいる

「気道を確保」とはのどの奥が広がった状態

- 顔がのけぞり、あご先が上がってのどの奥が広がる（頭部後屈顎先挙上法の場合）。

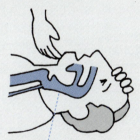

のどの奥が広がった状態

1 救命処置

急変時の処置や対応：手技

心肺蘇生

● 類似の項目

CPR（cardio pulmonary resuscitation）／胸骨圧迫／心臓マッサージ（心マ）／人工呼吸

● 対応のポイント

- 心肺蘇生は、胸骨圧迫30回、気道を確保した状態で人工呼吸2回をワンセットにして繰り返す救命方法。
- 心臓が止まると全身に血液が巡らなくなり、からだが動かない、意識がない、瞳孔が開くなどの症状が現れる。呼吸も止まるために酸欠状態となり、神経細胞の壊死が起こって脳障害につながる。

心肺蘇生の前には、心肺停止状態を見きわめねばなりません。意識がなく、脈が触れず、呼吸もしていないという状態をあわてず迅速に確認していきましょう。

手技：心肺蘇生

● これだけはやっておく

1 救命処置

 胸骨圧迫30回

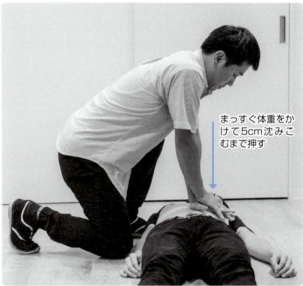

まっすぐ体重をかけて5cm沈みこむまで押す

※詳しい説明は「手技：心肺蘇生」(p.34)を参照。

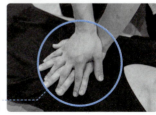

手のひらのつけ根をあてる

- 胸骨圧迫は、動かない心臓に代わって全身の臓器に血液を送りこみ、臓器が酸素不足ではたらかなくなってしまうのを防ぐ救命方法。

- 「外部から胸骨を圧迫して心臓のポンプを押し血液を送り出す」「たわんだ肋骨が戻るタイミングで全身から心臓に血液が戻ってくる」の繰り返し。
- 要介護者を仰臥位（あお向け）に寝かせ、救助者はその胸の横にひざまずく。可能なら硬い床に寝かせる。
- 要介護者の衣服を開き、胸を出して胸骨を探す。圧迫する位置を正しく確認するためと、ボタンやアクセサリーがあると要介護者や救助者を傷つけることがあるため。

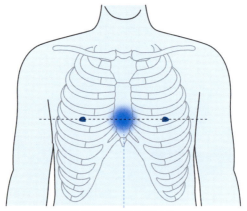

胸骨の下半分を圧迫する

- 1分間に100回のペースで30回連続して絶え間なく圧迫する。

手技：心肺蘇生

● 胸骨圧迫のポイント

正しい位置を押す	胸骨の下半分の位置に、手のひらのつけ根部分を当て、もう一方の手のひらを上から重ねる
ひじをまっすぐのばす	肩が手のひらの真上にくる姿勢になる
上半身を使って押す	手のひらのつけ根に体重をまっすぐかけて、強く（胸が5cm程度沈むまで）押す。手首だけで押すとすぐに疲労してしまう
胸の戻りを確認する	1回押すごとに力を抜いて胸部のへこみが元に戻るのを確認する
手は胸骨に置いたまま	手のひらが胸の真ん中から離れないよう、ずれないようにする。圧迫をゆるめるときも手のひらは胸から離さない

● 悪い圧迫姿勢の例

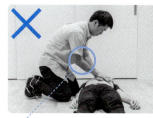

ひじが曲がっている

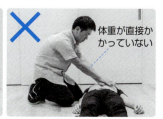

体重が直接かかっていない

- 圧迫時に肋骨を骨折することがあるが、気にせず圧迫を続ける。
- 強く、速く、絶え間ない胸骨圧迫が重要。
- 胸骨圧迫では、**心臓を押しつぶす感覚**をイメージするのが大事（こんなに人間の胸を押しつぶしてよいものか！と思うほど）。消防署などが開催する研修で経験しておくとよい。

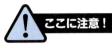 ここに注意！

生身の人間で練習しない

- 臓器を損傷するおそれがあるので、生身の人間で胸骨圧迫の練習をしない。
- 練習用マネキンを使う。

人工呼吸2回

- 人工呼吸は、救助者が不慣れ、感染予防用具がないときは無理に行わず、胸骨圧迫のみでよいとされる。
- 人工呼吸と胸骨圧迫を両方行うより、胸骨圧迫を途切れず続けるほうが救命率が高いとされているが、長時間に及ぶ場合や訓練された救助者がいる場合は、人工呼吸も行う。
- 対象者の頭の横にひざまずき、片方の手であごを支える。もう片方の手の親指と人差し指で鼻をつまんで、吹きこんだ息が鼻から出ないようにする。

視線は胸の上下動に注目

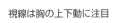

手技：心肺蘇生

- 大きく息を吸いこみ、対象者の口に1秒くらい息を吹きこむ。吹きこむときは、対象者の口をおおうように、救助者は口を大きく開けて口を合わせることで口からの息のもれを防ぐ。
- 口を離し、対象者が息を吐き出すのを確認する（いったん口を離して、吹きこんだ息が自然に出た状態で、上がった胸が下がる）。

ワンポイントアドバイス

用具を使って行う人工呼吸
- 感染防止フィルターが付いているフェイスシールドや弁が付いたフェイスマスク、空気を送るバッグとセットになったバッグバルブマスクなどがある。

フェイスシールド　　バッグバルブマスク

③ 胸骨圧迫30回と人工呼吸2回を繰り返す

- 胸骨圧迫30回＋人工呼吸2回を1サイクルとして、救急隊や医療職に引き継ぐまで何度も繰り返す。
- 人工呼吸ができない場合は、胸骨圧迫を優先して行う。

④ 心肺蘇生をやめるとき

- 対象者がうめき声を出した、途中で動いた、呼吸がふつうに戻ったとき。
- 救急隊に心肺蘇生を引き継いだとき。

> **ワンポイントアドバイス**
>
> **2人以上で心肺蘇生を行えるとき**
> - 応援者がいる場合は、一人が胸骨圧迫を行った後、もう一人が人工呼吸を行う。
> - 胸骨圧迫は体力を非常に消耗するので、何人かで交代して行う。
> - 交代の目安は2分間（5サイクル）。

手技：心肺蘇生

急変に備えて準備しておくもの ❶

1 救命処置

急変時にあわてないよう、本人情報や連絡先、緊急時に利用する物品を準備しておきましょう。家庭、介護施設にかかわらず、それらの保管場所をはっきりさせ、家族間、医療や介護スタッフ全員で共有しておきます。

本人情報を記載したファイル

- 本人情報をA4用紙数枚に記入してファイルにとじておく。このファイルを見れば、本人の情報が把握できる内容にする。
- 本人情報には、氏名、住所、生年月日、現在の病状、かかりつけ医の連絡先、医療情報(内服薬、禁忌薬、既往歴など)、医師との緊急時の申し合わせ事項、家族の連絡先などを記載する。
- 書式(フォーマット)を基本情報シート、フェイスシート等の名称で地方自治体(公共団体)などがWebサイトで公開しているので利用するとよい。
- 本人情報と保険証のコピーなどを一緒にしてケース(救急医療情報キット)に入れ、家庭の冷蔵庫に保管することに取り組んでいる地方自治体もある。
- 介護施設ではサービス利用者別にファイルを作成し、ラックにまとめて保管する。

薬や物品の整備と確保

- ふだん飲んでいる薬や、頓用薬はわかりやすく利用しやすい場所に保管する。
- 医薬品、包帯やガーゼなどの処置用材料、体温計や手袋、ピンセット、つめ切りなどの処置用器具は救急箱にまとめて収納しておく。
- 救急箱、緊急時に使用する物品(AED、バッグバルブマスク、酸素ボンベ、たんの吸引器など)は、だれもがわかりやすい場所に置き、周知しておく。
- いざというときに使用できないことがないよう、定期的に点検する(点検日を定例化しておくとよい)。電源が必要な医療機器はバッテリー切れに注意。
- 物品の利用方法を理解しておく。講習会などを通じて使い方を習得しておく。

急変時の処置や対応：手技

AEDを使う

● 類似の項目

除細動する／電気ショックを与える／自動体外式除細動器を使う

● 対応のポイント

- AED（automated external defibrillator：自動体外式除細動器）は心室細動が起きたときに、電気ショックを与えて心臓を正常な状態に戻す装置。
- 心肺蘇生をしても反応がなく、呼吸もしていないときはためらわずに使う。
- 心肺蘇生の途中でも、AEDが届いたらすぐにAEDのカバーを開けて電源を入れる。
- 自動ではじまる音声ガイドが誘導するので、初めての人でも使える。
- 病院や介護施設、駅、学校、交番、警察署、役所、公共・商業・運動施設、職場、高層ビル内などに設置されている。ふだんからAEDがどこにあるか調べておく。AEDの設置場所を調べられるスマートフォン用のアプリもある。
- いろいろなメーカー製のAEDがあるが、どれも初めてでも使えるよう設計されている。

手技：AEDを使う

● これだけはやっておく

1 救命処置

 電源を入れる

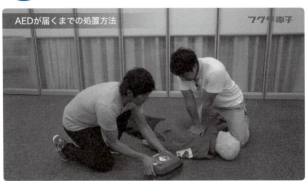
AEDが届くまでの処置方法

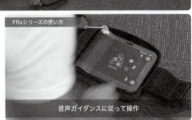
FRxシリーズの使い方
音声ガイダンスに従って操作

- 心臓が停止している人を仰臥位（あお向け）にし、頭の横にAEDを置く。
- ケースを開け、電源ボタンを押して電源を入れる（ケースを開けると自動で電源が入る機種もある）。
- 電源が入ると音声ガイドがはじまる。音声ガイドとランプにしたがって操作する。
- このときでも胸骨圧迫は途切れないよう続ける。

設置場所からAEDを取り外すと多くの場合、非常ベルが作動し、けたたましい音が鳴り響きます。音に驚いてあわてたりせず、落ち着いて機器の取り扱いかたを確認しましょう。

② 電極パッドをはる

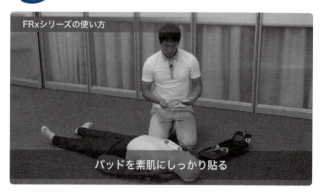

FRxシリーズの使い方
パッドを素肌にしっかり貼る

- 仰臥位にした人の衣服のボタンを外し、胸をはだけさせる。
- 音声ガイドと電極パッドにかかれている絵にしたがって、右胸部(右鎖骨の下で胸骨の右)、および左胸部(わきの5～8cm下)にはる。
- 肌との間にすき間をつくらないようしっかりはりつける。
- **電極パッドをはるときの注意点**

女性の場合	乳房を避け、左下の電極パッドは乳房の左側か下にはる。ブラジャーのストラップの上からはらない
からだがぬれているとき	汗や水滴をふき取る
パッチをはがす	(狭心症の薬など)医療用パッチをはっている場合ははがす
時計や装身具を外す	時計やネックレスなどの貴金属類はすべて外す。ブラジャーの金具と電極パッドが触れないよう離す

手技：AEDを使う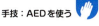

ペースメーカーから離す	ペースメーカーやICDが植えこまれている場合は（8cm以上）離してはる
輸液のルートを避ける	中心静脈栄養法（IVH）用のルートなどの突起部が上体にある場合には、その部位を避ける
小児用を使わない	成人用と小児用の2種類のパッドが入っていることがある

● 電極パッドをはりつけている間もできるだけ胸骨圧迫を続ける。

ワンポイントアドバイス

胸毛など体毛が多いとき
● 体毛が多くて電極パッドがはがれてしまう場合は、AED付属のハサミやカミソリで毛を切る。

ペースメーカーやICDが植えこまれているとき
● ペースメーカーやICD（植込み型除細動器）はたいてい左胸部に埋めこまれている。それらしい皮膚の出っ張りがあればその場所を避ける。

ケーブルを接続する

● AED本体に、電極パッドとつながっているケーブルを接続する。
● 機種によってはあらかじめケーブルがつながっているものもある。

自動解析がはじまる

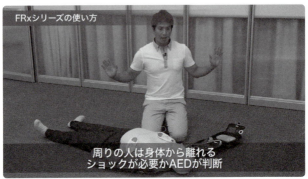

- 電極パッドをはったら、からだに触れないようにする(触れていると心電図を正確に解析できない)。
- 自動的に心電図等を取りはじめる。解析開始ボタンを押す機種もある。
- AEDによる電気ショックが必要か自動で判断される。
- 自動解析のポイント

心室細動のとき作動する	心室細動が起きているかを自動で判断し、電気ショックを与えて除細動を行う
適用外なら作動しない	解析の結果、電気ショックが不要と判断された場合、電気ショックは作動しない

手技：AEDを使う

5) 音声が流れたら ショックボタンを押す

1 救命処置

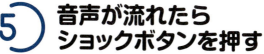

FRxシリーズの使い方

離れてください！

- 解析の結果、除細動が必要と判断されると、「ショックが必要です」などのメッセージが流れ、自動的に充電がはじまる。

● **電気ショック前のチェックポイント**

充電完了を待つ	充電には数秒かかる。充電が完了すると「ショックボタンを押してください」などの音声ガイドが流れて、ショックボタンが点灯し、充電完了の連続音が鳴る
必ず離れる	本人に触ると感電する危険があるので、必ず離れる
周囲に声をかける	周囲にいる人にも「離れてください！」と声をかけ、離れてもらう

- 確認したら、ショックボタンを押す。

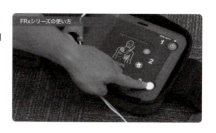

FRxシリーズの使い方

- 電気ショックが加わると、本人の筋肉がけいれんしたようにピクっと動く。

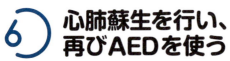
6 心肺蘇生を行い、再びAEDを使う

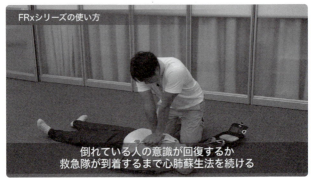

倒れている人の意識が回復するか救急隊が到着するまで心肺蘇生法を続ける

- 電気ショックが完了すると「ただちに胸骨圧迫を開始してください」などの音声ガイドが流れるので、電極パッドをはったまま心肺蘇生を再開する。
- AEDは2分おきに自動的に心電図を解析し、電気ショックが必要か診断する。電気ショックが必要と判断されたら、手順5～6を繰り返す。
- 「ショックは不要です」の音声が流れ、意識や呼吸がない場合は心肺蘇生を続ける。

手技：AEDを使う

7) 心肺蘇生をやめるとき

● ふだんどおりの呼吸をはじめる、目的のあるしぐさが見られたら回復体位にし、救急車の到着を待つ。電極パッドははがさず、電源も入れたまま、救急隊に引き渡す。

ワンポイントアドバイス

誤ってショックボタンを押してしまったら
● 電気ショックが必要ない場合には、ショックボタンを押しても電流は流れない。
● 介護職は消防署や地方自治体（公共団体）、AEDメーカーの講習会などでAEDの操作方法や機器について理解しておきたい。

※手順1〜6の写真は「ハートスタートFRx＋」（フィリップスジャパン）での操作・使用例。画像提供：フクダ電子株式会社

AEDの設置場所を知っていますか？　介護スタッフの間で設置場所を定期的に振り返ることも大事です。

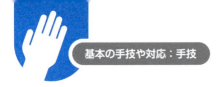

基本の手技や対応：手技

119番通報・救急受診のしかた

● 類似の項目

救急車を呼ぶ／救急出動を要請する

● 対応のポイント

- 119番通報は最寄りの消防署ではなく、その地区の消防本部（地域によっては災害救急センター）につながる。
- 経過観察や心肺蘇生などを指導されることがある。
- 携帯電話で通報する場合の注意点

管轄地域外の消防本部につながることがある	● 通報地点を管轄しない消防本部につながることがある。その場合、救急車が出動する消防本部に通報が転送される ● 転送に時間がかかることがあるので通話を切らずに待つ
消防からの指示や折り返し電話に備える	● 固定電話が病人から離れているときは、指示や指導に備えて携帯電話から通報する ● 電源をオフにしない。バッテリー切れに注意

● 通報前に整理・確認しておくこと

- 通報前にメモしておくとパニックにならず、時間もむだにならない。

手技：119番通報・救急受診のしかた

病人の情報	氏名、年齢、性別、症状
通報する人の情報	氏名と電話番号
救急車に来てもらう住所	住所（番地）、目標物や目印（付近の交差点や通りの名前、電柱に書かれた地番、店舗の名前など）

1 救命処置

● 119番をダイヤルする

- 市外局番はダイヤル不要。「119」だけでよい。
- 遠隔地に家族が住んでいる、家族と別居している場合は、家族にも報告する。
- 介護職は事業所管理者にも報告する。
- 緊急度が高いときは、家族の呼び出しや準備に時間をかけない。

 指令員：119番消防です。火事ですか？ 救急ですか？

- 「救急です」

 指令員：救急の向かう住所を教えてください

- 住所（番地）を伝える（正確な住所がわからないときは最寄りの目標物をできるだけ詳しく伝える）。
- 近くにある目標物や目印を伝える。
- 携帯電話のGPS機能は、発信者のだいたいの住所はわかるが、個人の住宅までは特定できない。通報の際は救急車に来てほしい**住所を必ず確認**しておく。

51

指令員：どなたが どうされましたか？

- 病人の氏名、年齢、性別、症状を簡潔に伝える。
- 例「○歳の○○○○さん、男（女）性の意識がありません」「○歳の○○○○さん、男（女）性。お風呂でおぼれて息をしていないようです」
- 救急車が到着するまでに介護者や家族ができることがあるか聞く。

 指令員：あなたの名前と 電話番号を教えてください

- 自分の名前を伝える。
- 通報している電話の電話番号を伝える。
- 救急車からの折り返し電話で、病人の状態、同乗者の有無を聞かれることがある。

● 地域の救急電話相談を利用する

- 次のようなときは地域の救急電話相談を利用する方法もある。

連絡がつかない	主治医（かかりつけ医）や看護師と連絡がつかないとき
受診を迷う	医療機関や夜間急患センターを受診すべきか迷うとき
119番を迷う	病人の状態が悪く119番通報しようか迷うとき

手技:119番通報・救急受診のしかた

- 地域によって電話番号は異なるので、あらかじめ調べておく。
- 地域によって医師・看護師による相談があるところ、消防本部につながるところ、オペレーターや自動音声による医療機関案内のみのところなど、対応は異なる。
- 相談窓口がない地域では最寄りの医療機関に電話する。

救急車が到着したら

- 救急隊員に病人の状態(意識レベル、呼吸状態、バイタルサイン)を伝える。
- 家族や関係者が間に合わなければ介護職が救急車に同乗することもある。
- 病人の保険証やお薬手帳、お金(家族同行の場合は印鑑も)を持参する。
- 救急受診後の帰宅に備えて上着やくつを忘れない。

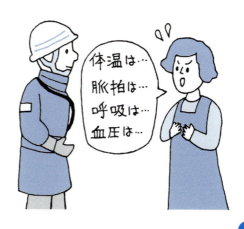

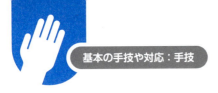

運びかた

● **類似の項目**

床に倒れた人を起こす／ベッドに移す／車いすを使わず移動する／救急車に運ぶ

● **対応のポイント**

- 担架やストレッチャーなどがあれば使う。
- 担架の代替には毛布やタオルケット、シーツ、バスタオルなどが使える。
- できるだけ頭部を動かさない。

> 骨折など、病状によっては動かさないほうがよいこともあります。まずは発見した場所で危険を回避し、安楽な姿勢をとらせましょう。そのうえで医療職に報告して移動の可否を相談するとよいでしょう。

手技：運びかた

● 担架や毛布で運ぶ

1 救命処置

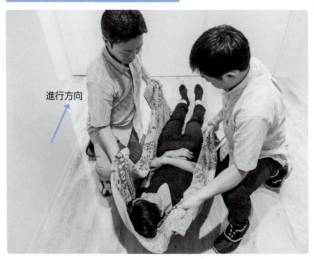

進行方向

- 担架や毛布はベッドの足元に直角に置く。ストレッチャーの場合はストッパーをかけておく。
- 対象者にできるだけ密着し、全員が声をかけながら持ち上げる。
- 移すときはおしりを先に、頭を最後に下ろす。
- 対象者の頭とからだが水平になるようにして、足側を進行方向に向け静かに運ぶ。

● 1人で運ぶ

背部から抱えて後ろに移動する方法
● 対象者のおしりをつり上げるようにして、移動させる。

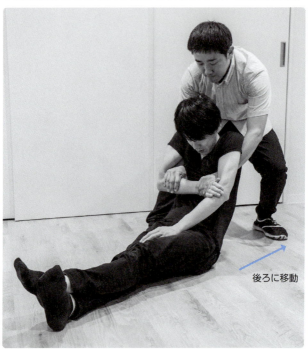

後ろに移動

手技：運びかた

背負って運ぶ（おんぶする）方法
- 対象者の両腕を平行にし、両手で持つ。
- 頸椎損傷、骨折が疑われる場合は不可。

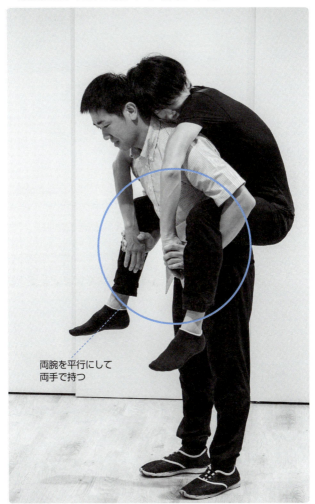

両腕を平行にして両手で持つ

● 2人で運ぶ

側臥位(横向き)の上半身・下半身を抱える方法

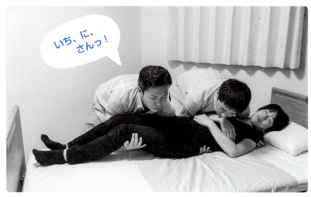

- 対象者の胸と腰の横にひざまずく(頭側の足は立てひざに)。下から手を差し入れ、一人は肩と頭と背中を、もう一人は腰と足(ひざから下)を支える。対象者にできるだけ密着する。

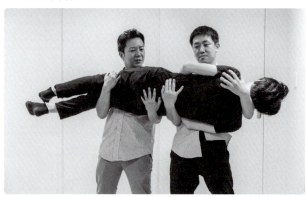

- 声をかけてタイミングを合わせて抱き上げ、対象者のからだを立てひざにした太ももの上に乗せる。

手技：運びかた

- 声をかけながら同じタイミングで立ち上がるとともに、両手を巻き上げるようにして対象者のからだを手前に引き寄せ、運ぶ。

人手があるなら無理せず複数人で対応しましょう。援助者のゆとりがあればこそ安全を確保できます。

1 救命処置

両手で運ぶ方法

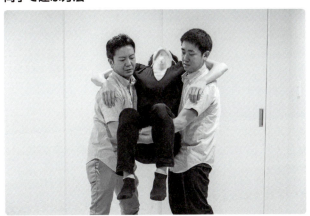

- 腕を交差させて相手の肩に回し、もう一方の腕で相手の前腕部をつかむ。
- 肩側に対象者の背中、前腕部側にひざがくるように乗せ、横歩きしながら運ぶ。
- 骨折（部位による）、頸椎損傷、脳血管障害が疑われる場合は不可。

複数人で移動・運搬するときは必ず、事前にスペースの確認とどの方法・ルートで運ぶかを相談、共有しておきます。持ち上げてから相談するのは危険です。

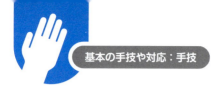

基本の手技や対応：手技

応援の呼びかた

● 類似の項目

協力を頼む／協力してくれる人を集める／異常を周りに知らせる

● 対応のポイント

- 大声を出して応援を求める。
- 2人以上いたら同じ行動をとらない。役割分担する。

> 緊急事態で重要なことはあわてないこと。1人で対応する不安からなおさらパニックにおちいり、正しい判断や対処ができなくなるおそれがあるため、できるだけすみやかに周囲から応援を呼びましょう。

● 大声で人を呼ぶ

人が倒れています！　助けてください！
協力してください！　応援をお願いします！

- 応援者がいれば、救急にあたる人、電話連絡する人など、役割を分担できる。
- 恥ずかしがらずに大声で応援を呼ぶ。

手技：応援の呼びかた

1 救命処置

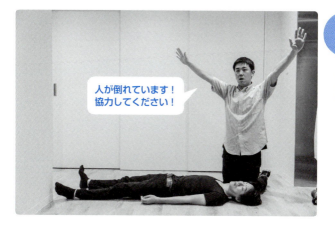

「人が倒れています！協力してください！」

公共の場では、周囲の人も動揺しているので指示はできるだけ具体的に。応援を頼むときは「そこの赤い服の方」「白い帽子の方」などと伝えるとわかりやすいです。

● ほかに人がおらず1人で対応する場合

救急処置を優先する

- 「第1章 救命処置」や「第2章 ファーストエイド」を参照する。

声が届く範囲に応援者がいなければ、携帯電話をスピーカーフォンにして救命処置を続けながら119番通報するのも効果的です。

- 周囲に人がいない、施設や住宅内に応援者がいないことが明らかなときは、現場を離れず大声で人を呼ぶ。
- AEDの設置場所を知っていて近くにある場合以外は、現場を離れず心肺蘇生を優先する。

● 応援者がいる場合の救命処置

2人のとき

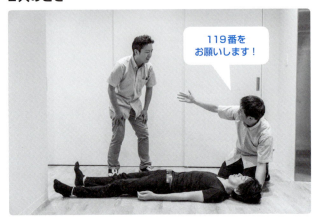

119番を
お願いします!

- 一人は「119番通報」、もう一人は「気道確保」「心肺蘇生」をする。
- その後、どちらかがAEDを取りにいく。
- 「あなたは119番通報をお願いします!」「私はAEDを持ってきます!」のように、役割をはっきり分担する。

3人以上のとき
- 「119番通報」、「気道確保」と「心肺蘇生」、「AEDを取りにいく」の3チームに分かれる。
- だれが何を担当するか、自分が何を行うか意思表示する。「あなたは119番通報をお願いします!」「あなたはAEDを取ってきてください!」「私は心肺蘇生をします!」

手技：応援の呼びかた

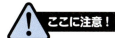

傍観しない！

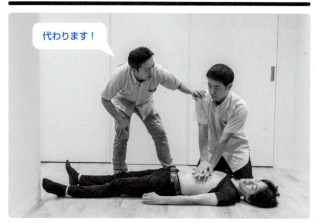

代わります！

- 胸部圧迫はとくに体力を消耗する。1人にまかせきりにせず、こころえのある人に現場で教わって交代要員になる。

指示待ちにならない！

- 救急のこころえがある人が処置にかかりきりだと指示を出せない。交代で心肺蘇生を行う。
- 現場はパニックになっていることが多い。指示待ちせず、「AEDを持ってきましょうか？」「救急隊の誘導をします！」と主体的に動く。

1 救命処置

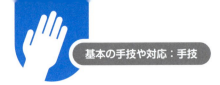

基本の手技や対応：手技

からだの冷やしかた

● 類似の項目

発熱時にからだを冷やす／熱中症時にからだを冷やす／クーリング／冷罨法（れいあんぽう）

● 対応のポイント

- 発熱や熱中症時に、頸部、わきの下、足のつけ根など、大きな動脈のある部位を冷やして熱の放散をうながす。
- からだの表面に寒冷刺激を与えると、血管や循環器系、筋肉・神経系に作用して、急性炎症の緩和、止血、熱の放散などの効果がある

● 冷やすときの注意点

- 発熱の場合は悪寒（おかん）がないとき、または悪寒がおさまったらからだを冷やす。
- からだがぬれないよう、氷や金属がからだに直接接触しないよう、タオルやカバーなどで包んで使用する。
- 1時間に1回程度バイタルサインを測り、解熱したら冷却道具を外す。熱中症の場合は症状が軽快したら外す。

手技：からだの冷やしかた

1 救命処置

●詳しい観察が必要な人

意識障害、知覚鈍麻、まひがある人	継続した観察ができない場合は冷やさない
皮膚が弱い人	冷やしすぎると凍傷になりやすい
高齢者	知覚が低下しているため

冷やす道具や材料

- 冷水で絞ったタオル、冷水を含ませたガーゼ。
- 氷まくらや氷のう、保冷パック、冷却剤、保冷材。
- 屋内では冷凍庫の冷えた飲み物や食材、屋外では自動販売機の冷えた飲み物、コンビニエンスストアやスーパーマーケットで売っている板氷やロックアイス。
- 冷却シート、冷パップ（冷湿布）は解熱や熱中症時の対応には向かない。

冷やす部位

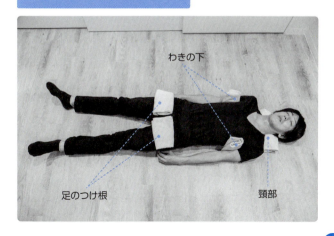

わきの下
足のつけ根
頸部

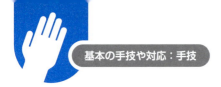

基本の手技や対応：手技

急変時の体位

● 類似の項目

体位の種類／症状を楽にする姿勢

● 対応のポイント

- 症状や状態に適した体位をとる。
- まひがある場合は、**どの体位でもまひ側を必ず上**にする。

● 体位の種類

❶回復体位

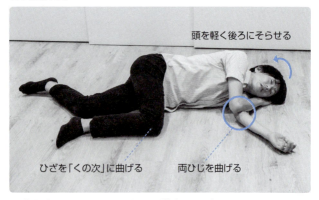

頭を軽く後ろにそらせる
ひざを「くの次」に曲げる
両ひじを曲げる

- 衣服をゆるめ、ゆっくりと横向きに寝かせる。

手技：急変時の体位

1 救命処置

- 両ひじを曲げ、上側のひざを「くの字」に曲げて、後ろ側に倒れないようにする。
- 可能であれば、あごの下に手を入れて頸部を安定させ、気道を確保する。頭を軽く後ろにそらせた状態で固定して、横向きの体位に変える。
- まひがある場合は、まひ側を必ず上にする。

こんなときに	意識がない、吐き気・嘔吐、昏睡状態、頭痛、胸をけがした

❷側臥位（横向き）

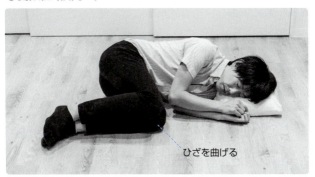

ひざを曲げる

- からだを横向きにして寝た姿勢。
- 腹痛のときは、ひざを曲げ、腹部の緊張をやわらげる。
- 鼻血のときは出血側を下にする。

こんなときに	吐き気・嘔吐、喀血した（できれば出血した肺側を下にする）、胸痛、たんがきれない、鼻血が出た、腹痛、胸をけがした、腰痛

❸仰臥位（背臥位）

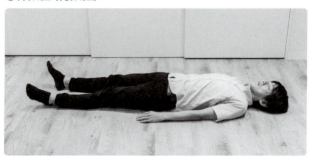

- あお向けに寝た姿勢。
- 足は軽く開かせ、全身は水平にする。

| こんなときに | 意識がない |

❹膝屈曲位

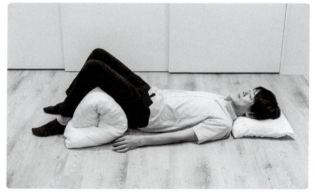

- あお向けでひざを立てた姿勢。
- ひざを曲げ、腹部の緊張をやわらげる。
- 足は軽く開き、ひざの下に座布団をあてる。

| こんなときに | 血尿が出た、大腿骨頸部骨折が疑われる、腹痛 |

手技：急変時の体位

❺ファーラー位（半座位）

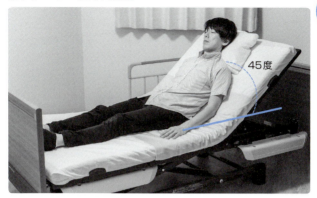

- 上半身を45度起こした姿勢。

| こんなときに | 顔色が赤い（熱中症）、胸痛、血圧が高い、呼吸困難 |

❻セミファーラー位

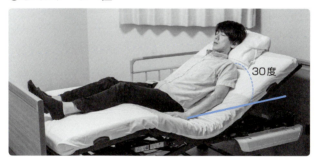

- 上半身を15〜30度起こした姿勢。
- 上半身を高めにして（15〜30度）あお向けに寝かせる。
- ひざの下に枕などを入れてもよい。

| こんなときに | 頭をけがした（吐き気がない場合）、顔色が赤い（熱中症）、血圧が高い、呼吸困難、心不全、たんがきれない、尿が出ない・出にくい |

❼ショック体位(足側高位)

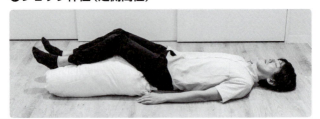

- 枕はせず頭を体幹と同じ高さにして、足を高い位置にする。
- 足側を15〜30cm高くしてあお向けに寝かせる。
- 脳血流が悪くなるので、座位やベッドをギャッチアップしてはいけない。

こんなときに	顔面蒼白、血圧が低い、骨盤打撲や骨盤骨折が疑われる、ショック状態、数秒の失神がある、脳貧血を起こした、脈が弱い、腰痛

❽ 起座位

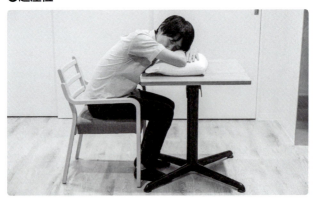

- オーバーテーブルなどに寄りかかる前傾姿勢の体位。
- この状態での呼吸を起座呼吸という。

こんなときに	胸痛、呼吸困難、ぜんそく発作

❾頭側高位

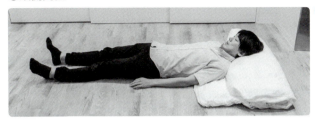

- 頭を高くした姿勢。
- 頭を床から15〜30cm高くする。

こんなときに 脳内出血・くも膜下出血が疑われる

❿立位

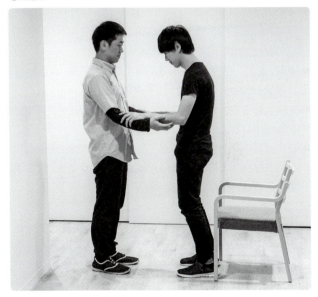

- まっすぐ立った姿勢。

こんなときに （とくに男性で）尿が出ない・出にくい

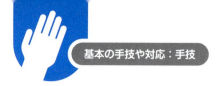

基本の手技や対応：手技

バイタルサインの取りかた・見かた

● 類似の項目

体温を測る／脈拍を測る／呼吸を測る／血圧を測る／経皮的動脈血酸素飽和度（SpO$_2$）を測る

● 対応のポイント

- 体温・脈拍・呼吸・血圧等を総称して「バイタル（生命の）サイン」という。略して「バイタル」と呼ぶ。
- 生命活動を判断する指標で、からだの状態の変化を観察するポイント。
- 要介護者の平素の値を知っておくことが大切。測定結果が何を意味するのか判断し、異常かどうか見きわめ、異常があれば適切な対応をとる。

バイタルには個人差があるので、ふだんとの比較が大切です。ただ測定するだけでなく、その日の状態がふだんと比べてどうかを確認する習慣をつけましょう。

手技：バイタルサインの取りかた・見かた

1 救命処置

● 体温

- 体温は多くの症状で重要な指標である。
- 高体温の場合、感染症などが考えられる。

体温の測りかた

- 電子体温計（予測値）を使って測る。
- 一般的には腋窩（わきの下）検温法を行う。耳の中の温度を測る鼓膜検温法もある。
- わきの下が汗でぬれていないことを確認後、体温計がわきの下の最深部に当たるように、前下方から斜め上方へ向かって挿入して密着させる。
- やせている人はわきの下に体温計が密着せず、正しく測れないこともあるので注意する。

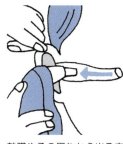

鼓膜やその周りから出る赤外線量を測る耳式体温計

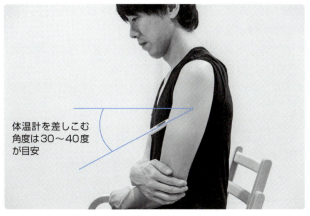

体温計を差しこむ角度は30〜40度が目安

- まひがある人は、まひがない側で測る。

体温の評価のしかた
- 正常値は36～37℃とされているが、個人差がある。
- 本人の平熱を確認し、一定条件下で測定する。
- 誤差があるので、異常値が表示されたらほかの部位で測り直す。
- **発熱の種類**

微熱	37～37.9℃
中等度	38～38.9℃
高熱	39℃以上

脈拍

- 脈拍は、左心室の収縮によって送り出された血液が血管壁に生じる拍動。
- 心臓血管系の機能評価を行うのにもっとも簡便で有効な方法。
- 1分間の拍動の回数で表す。

脈拍の測りかた
- 緊張のない状態で測定する。
- 触診部位を決めて第2、3、4指をそえて当て、脈拍数、リズム、強さなどを1分間測定する。
- 異常がなければ、15秒間数えて4倍して測定値を出す。

- 測定部位は橈骨動脈が一般的。上腕動脈、総頸動脈で測ることもある。

橈骨動脈で測る

上腕動脈で測る

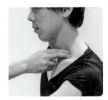
総頸動脈で測る

測った脈拍の見かた
- 脈拍の基準値（回/分）

成人	高齢者	頻脈	徐脈	欠損
70〜80	60〜99	100以上	60未満	脈が触れない

呼吸

呼吸の観察のしかた
- 呼吸数、呼吸音、深さ、規則性に注意して、安静な状態でなるべく本人に気づかれないように行う。
- 30秒間脈にふれ、はじめの15秒は脈拍を測り（4倍）、残りの15秒は脈を測るふりをして呼吸数を数える（4倍）と自然な呼吸数がとれる。
- 呼吸とともに、せきやたんの状態も観察する。

呼吸の評価のしかた
- 健康な成人は15〜20回/分。

● 注意したい呼吸状態

状態	特徴
頻呼吸	25回/分以上の速い呼吸
徐呼吸	9回/分以下の遅い呼吸
深い呼吸	1回ごとに深呼吸しているような呼吸
浅い呼吸	少し吸って少し吐くような呼吸

○ 血圧

- 血圧は、**血液が血管壁を押す圧力**のこと。
- 血圧の単位は「mmHG」。

最高血圧 (収縮期血圧)	心臓が収縮して血液を送り出したとき。いわゆる「上の血圧」
最低血圧 (拡張期血圧)	血液が心臓に戻ってきて拡張したとき。いわゆる「下の血圧」

血圧の測りかた

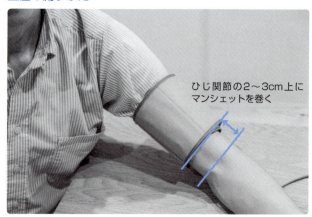

ひじ関節の2〜3cm上にマンシェットを巻く

- 室温が低いと血圧が上昇するので、室温をなるべく一定にする。

手技：バイタルサインの取りかた・見かた

1 救命処置

- 運動や食事、入浴、精神的緊張などがある場合は、少し時間をあけて測定する。
- 排尿をすませ、安楽で安静な姿勢を保つ。腹や腕に力を入れないようリラックスする。
- 上腕動脈が衣類などで緊縛されないようにする。
- 自動血圧測定器のスイッチを入れ、その間動かないようにする。

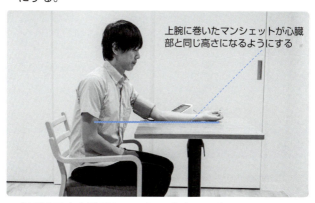

上腕に巻いたマンシェットが心臓部と同じ高さになるようにする

- 血圧は日内変動があるほか、食事や運動、興奮などの影響を受けるので、1日2回は測定する。

測定例	朝：起床後1時間以内	排尿後、朝食前、服薬前に座位で1〜2分間安静後に測る
	夜：就寝前	座位で1〜2分間安静後に測る

●血圧が上下する要因

季節	暖かいと下がる、寒いと上がる
外気温	高いと下がる、低いと上がる
体温	発熱時は下がる、寒気やふるえがあると上がる
入浴	服を脱ぐと上がり、湯船に入った瞬間さらに上がる お湯につかっていると下がり、湯船から出ると上がる
興奮	興奮すると上がる

測った血圧の見かた

- 通常の血圧値より高低差がみられ、いつもとは顔色や表情が違う場合は、ほかのバイタルサインとともに医師や看護師に状況を報告する。
- **成人の正常域血圧**（単位：mmHg）（日本高血圧学会「高血圧治療ガイドライン2014」より）

分類	最高血圧	最低血圧
至適血圧	120 未満	80 未満
正常血圧	120 〜 129	80 〜 84
正常高値血圧	130 〜 139	85 〜 89

- 最高血圧が60mmHG以下で生命が危険なショック状態。

経皮的動脈血酸素飽和度

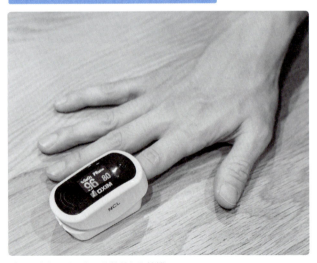

パルスオキシメーターを装着した状態

- パルスオキシメーターはつめに光を当て、採血することなく指の動脈の酸素飽和度（SpO_2）をリアルタイムで測定できる医療用計測機器。
- 動脈血中の酸素の量を測ることで酸素がからだに十分供給されているか、呼吸状態の急激な変化を知る。
- 手指先や足指先、耳たぶなどで測定するパルスオキシメーターもある。

経皮的動脈血酸素飽和度の測りかた

- 安静時に測定する。
- まひや痛みのない指先に機器を装着する。末梢を温め、濃いマニキュアは落とす、指先が汚れていたら清潔にしてから測定する。
- つめの根元に発光部が当たるように装着する。
- SpO_2は一定時間、あるいは一定の脈拍ごとに得られた値を平均して表示するので、装着直後ではなく、脈拍が安定する20〜30秒後に数値を読む。

経皮的動脈血酸素飽和度の見かた

- 測定値は％で表示される。
- 正常値は96〜99％。90％未満で呼吸不全状態と判断され、早急に対応が必要。
- ふだんの数値より3〜4％低いときは、測定方法が正しいか、酸素吸入をしている場合は正しく供給されているか確認して再度測定する。
- 呼吸数もあわせてチェックする。

測定を行おうとすると相手が緊張してしまい、正しく測れないことがあります。リラックスできるよう何気ない会話を交えるなどの雰囲気づくりも大切です。

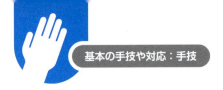

基本の手技や対応：手技

呼びかけかた

● 類似の項目

意識があるか確認する／意識レベルを判定する

● 対応のポイント

- 呼びかけに対する反応の有無や程度で意識障害の程度（レベル）を確認する。
- 声による呼びかけ以外の方法もある。
- 反応の種類を知り、反応を見のがさない。
- 意識の有無や程度で緊急度や救急処置の内容が変わる。

● 呼びかけ方法

1 耳元で繰り返し声をかける

- ゆり動かしたり、からだに触れる前に、まず声をかける。
- 耳元に口を近づけて、「○○さん、わかりますか、だいじょうぶですか、どうしましたか」など簡単な言葉を繰り返す。

手技：呼びかけかた

2 反応がない！肩や頬を軽くたたく

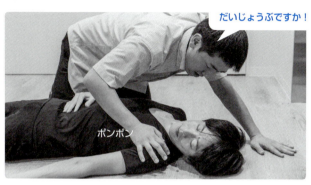

だいじょうぶですか！

ポンポン

- さらに大きな声で呼びかけ、肩や頬を軽くたたく。
- からだの片側にまひがあることもあるので、両肩、両頬をたたく。

3 それでも反応がない！からだの一部をつねる

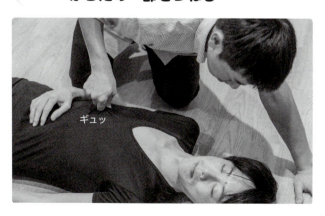

ギュッ

- からだの一部を手指で強めにつねり、痛さに反応するか確認する。
- これで反応がまったくない場合は、反応を待たず救命処置のステップへ進む。

意識がないということはとても重篤で緊急的な状態を意味します。ただ眠っているのか、意識がないのかを判別するために、大声とからだへの刺激で意識の有無を確認しましょう。

● 反応の種類と対応

- 「『だいじょうぶです』などと返答する」「口や手を動かす」「目を開けて声のほうへ視線を動かす」などの反応があれば、簡単な質問をする。

質問内容	名前／生年月日	名前を言えますか？ 名前を教えてください
		生年月日を言えますか？ 誕生日を教えてください
	見当識(けんとうしき)	いまは何時ですか？ ここがどこかわかりますか？
		私がだれかわかりますか？

- 質問に正しく答えられれば「意識あり、正常」と判断する。
- 質問にまったく答えられない、答えが誤っている、意味不明のときは「異常あり」と判断する。

認知症のある高齢者などは問いかけへの返答が適切でないことも。ふだんのようすを知っているなら相手に合わせた問いかけが大事です。

3-3-9度方式意識レベルの判定

- 意識障害の程度（レベル）は、表の **3-3-9度方式**（JCS法）で判定する。意識レベルを大きく3段階に分け、さらにそれらを3つずつに細分化、合計9段階で表す。
- たとえば、質問に答えられず、からだをたたきながら大声で呼びかけると目を開ける状態なら、「意識は2ケタ」「レベルはⅡ」や「Ⅱの20」などと判定・表現する。
- 意識レベル3ケタでは救急受診、2ケタでは医師や看護師に連絡して指示にしたがう。

Ⅲ	刺激しても覚醒しない	300	まったく反応しない
		200	手足を動かしたり、顔をしかめる
		100	はらいのけるような動作をする
Ⅱ	刺激すると覚醒する	30	刺激を加え、呼びかけを繰り返すとかろうじて目を開ける
		20	大きな声で呼びかけたりからだをゆさぶると目を開ける
		10	呼びかけで容易に目を開ける
Ⅰ	刺激しなくても覚醒している	3	自分の名前や生年月日が言えない
		2	見当識障害がある
		1	なんとなくぼんやりしている

急変に備えて準備しておくもの ❷

常備しておきたい救急用品の例

- 要介護者の疾患や状態に応じて常備品を調整する。
- 使用期限がある物品もあるので定期的に点検する。
- 医薬品は常備薬のほか、要介護者の病気や症状に応じて調整する。

医療器具	衛生用品	その他
● AED ●（たんの）吸引器（電動・手動） ● 携帯型酸素ボンベ ● 血圧計 ● 氷まくら、氷のう ● 人工呼吸用フェイスシールド、フェイスマスク ● 担架、ストレッチャー ● 電子体温計 ● バッグバルブマスク ● パルスオキシメーター ● ピンセット	● 紙おむつ、尿とりパッド ● 携帯トイレ ● サージカルテープ ● 消毒用ハンドジェル・手指消毒用液 ● 生理用品 ● ディスポーザブル（使い捨て）手袋 ● ディスポーザブル（使い捨て）マスク ● ドレッシング材（創傷被覆材） ● 絆創膏 ● 包帯、ネット包帯、三角巾、滅菌ガーゼ ● 綿棒、綿球、脱脂綿	● 安全ピン ● ウエットティッシュ、タオル ● 懐中電灯 ● 毛抜き ● 洗面器 ● 使い捨てカイロ ● つめ切り ● トイレットペーパー、ティッシュペーパー、ちり紙 ● はさみ、カッターナイフ ● ビニールエプロン ● ビニール袋 ● 保冷パック、冷却剤、保冷材 ● 耳かき ● 毛布、シーツ、保温シート

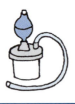

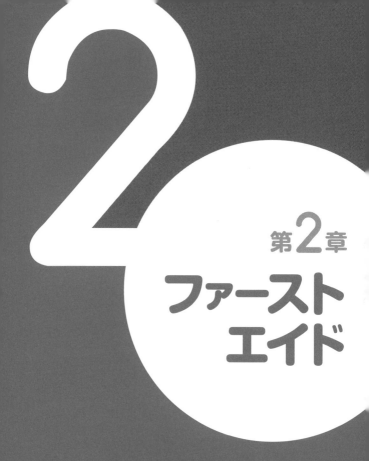

第2章
ファーストエイド

ファーストエイドとは救急手当や応急処置のことです。放置しておけば死亡したり重篤な状態になってしまうような緊急事態から、ふだんのようすを知る家族や介護職が気づく異変、「ごはんを食べたくない」「早朝に目が覚めてしまう」といった本人の不調のうったえまで、適切かつスピーディに反応・対応して、医療職につなげましょう。

> 急を要する非常事態：緊急

のどに食べ物を詰まらせた

類似の症状

窒息(ちっそく)した／誤嚥(ごえん)した

対応のポイント

- 誤嚥とは、食べ物や唾液(だえき)が気道に入ってしまうこと。
- 窒息とは、誤嚥などによって気道がふさがり、呼吸ができなくなること。
- 高齢者は加齢によって嚥下機能(えんげきのう)が低下することがあるので、誤嚥、窒息を起こしやすい。

医療職に伝えること

- [ ] バイタル（体温、脈拍、呼吸、血圧）
- [ ] 意識はあるか
- [ ] 呼吸状態はどうか
- [ ] 口腔内(こうくうない)の異物は除去したか
- [ ] 顔色や唇、つめの色はどうか（チアノーゼの有無）

緊急:のどに食べ物を詰まらせた

● **対応アルゴリズム**

口腔内の異物をかき出す

せきは出たか

はい / いいえ

背中をたたいて吐き出させる

呼吸は回復したか／呼吸状態はどうか

いいえ／おかしい / はい／ふつう

呼びかけて反応はあるか

ない / ある

救急受診する / 医師・看護師に相談する

● これだけはやっておく

1) 口腔内に残った異物をかき出す

- 入れ歯は外す。
- 口腔内に異物が見えたら、指でかき出す。
- 吸引器があれば使用する。掃除機での吸引は推奨されないが、救命上やむをえない方法でもある。

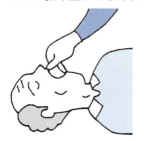

親指を上歯に、人差し指を下歯にあてて指をひねるようにして口を開ける

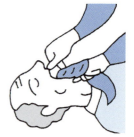

もう片方の人差し指にガーゼやハンカチを巻いて異物をかき出す

2) せきをさせる

- 上体を起こして前かがみにさせ、背中をたたく、さするなどしてせきをさせる。

緊急:のどに食べ物を詰まらせた

３ せきが出ないときは背中をたたく

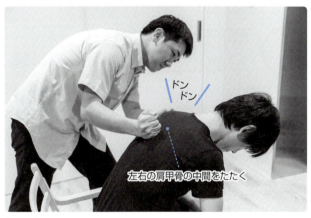

背部叩打法

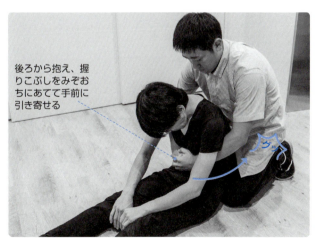

ハイムリック法

- せきが出ないときは背部叩打法かハイムリック法で吐き出させる。
- ハイムリック法は立位でも座位でも可能。

呼吸が戻ったら早めに受診する

- せきが続いたり、大量に誤嚥した場合、誤嚥性肺炎を起こすことがあるので早めに受診する。

緊急：のどに食べ物を詰まらせた

急変時の連絡先

急変時に備えてふだんから連絡先や連絡体制を確認しておきましょう。連絡先リストを作成し、家庭では電話の前などにはっておきます。介護施設ではサービス利用者の本人情報と一緒にしてファイリングし、必要時にすぐに見られるようにしておきます。

緊急時の電話番号

- 119番
- 地域の救急電話相談
- 地域の夜間救急センター

医療・福祉機関の電話番号

- かかりつけ医（日中・夜間）
- 訪問看護師
- ケアマネジャー（介護支援専門員）
- 提携している医療機関（日中・夜間）
- かかりつけ薬局（保険薬局）
- 訪問看護事業所
- 訪問介護事業所
- 地区の地域包括支援センター
- 地区の民生委員
- 市役所や区役所の高齢福祉課

急変時に連絡する家族等の電話番号

- 本人の家族（自宅、携帯電話、勤務先）
- 本人のきょうだい、親戚
- 近所
- 友人

急変時に連絡する介護スタッフの電話番号

- 事業責任者
- 応援可能な非番者、スタッフ

2 ファーストエイド

急を要する非常事態：緊急

血を吐いた

● 類似の症状

- 吐血（とけつ）した／喀血（かっけつ）した

● 対応のポイント

- 消化器（食道、胃、十二指腸）からの出血は**吐血**、呼吸器（のど、気管、気管支、肺）からの出血は**喀血**。
- 吐血は赤黒くドロッとしている。喀血は赤色（鮮紅色）で泡立ち、肺からゴロゴロ音がすることが多い。色で区別つかないこともある。

● 医療職に伝えること

☐ バイタル（体温、脈拍、呼吸数、血圧）
☐ 意識はあるか
☐ 吐いた血の色・量はどうか、混入物はあるか
☐ 繰り返し吐いているか
☐ せきこみはあるか
☐ 持病や服用している薬はあるか

緊急：血を吐いた

● 対応アルゴリズム

これだけはやっておく（次ページ）

2 ファーストエイド

吐いた血の量はどれくらいか＊

- コップ半分以上（100mL） → **なるべく早く受診する**
- さかずき1杯程度（10mL） → **医師・看護師に相談する**

＊どれくらい吐いたかわからないとき、大量もしくは少量でも繰り返し吐くときはなるべく早く受診する。

こんな病気・原因が考えられる

吐血：食道静脈瘤破裂、逆流性食道炎、マロリー・ワイス症候群、胃潰瘍、胃がん、出血性胃炎、十二指腸潰瘍
喀血：肺炎、気管支拡張症、肺がん、肺結核、肺梗塞、急性肺水腫

吐血に本人も周りもあわててしまうことが多いでしょう。呼吸に影響するほど大量でなければ、緊急でないことが多いので落ち着いて対応しましょう。

● これだけはやっておく

1) 横向きに寝かせる

- 誤嚥による窒息を避ける。
- 回復体位で寝かせ、呼吸を楽にする。

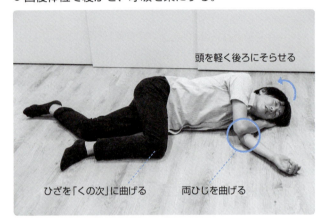

頭を軽く後ろにそらせる
ひざを「くの次」に曲げる
両ひじを曲げる

2) 血や吐いた物を取り除く

- 感染予防のため、必ずマスク、ディスポーザブル（使い捨て）手袋をする。
- 口腔内をきれいにして誤嚥を防ぐ。
- 吐いた物は捨てず医師に見せる。吐いた物が茶色っぽく血かどうかわからなくても見せる。
- 吐血は胃液や飲食した物が混じっていることがあるため、吐いた量は多くても出血量はそう多くないこともある。

緊急：血を吐いた

安静にする

- 再び血を吐くこともあるので注意して観察する。

 ここに注意！

あお向けに寝かせない

- 再び血を吐いたり、吐いた物で窒息する危険があるので、必ず横向きにして寝かせる。

ワンポイントアドバイス

吐血と喀血の特徴

	吐血	喀血
前兆	吐き気、胃のあたりの不快感	のどのあたりがかゆい、胸が苦しい
出血部位	消化器から出血	呼吸器から出血
出血状況	胃液や飲食した物といっしょに吐く	せきといっしょに吐く
色	暗赤色、急激な出血の場合は鮮紅色	鮮紅色が多い
血の状態	かたまり状、固まりやすい	細かい泡をたくさん含んでいる
飲食物	しばしば混じる	混じっていない
量	比較的大量	吐血より少ない
発熱	なし	しばしば伴う
便の状態	黒色便、タール便	正常のことが多い
病歴・持病	胃や食道、肝臓の病気	口腔や呼吸器の病気

> 急を要する非常事態：緊急

けいれんしている

● 類似の症状

てんかんの発作を起こした

● 対応のポイント

- 全身または手足や顔などの筋肉が発作的にこわばったり、ピクピク収縮している状態が**けいれん**。けいれん中は意識がないことが多い。
- 手足の細かなふるえ（振戦(しんせん)）や発熱時のふるえ（悪寒(おかん)）は、けいれんではない。

● 医療職に伝えること

- [ ] バイタル（体温、脈拍、呼吸、血圧）
- [ ] 頭痛、失禁、発汗、吐き気・嘔吐、外傷はあるか
- [ ] 意識はあるか
- [ ] 呼吸状態はどうか
- [ ] けいれんは何分続いたか、繰り返し起こしているか
- [ ] けいれんはどこに起きているか、全身か部分的か（手だけ、からだの片側だけなど）
- [ ] 目や手、足の動きに左右差はあるか
- [ ] けいれん前の本人の状態、最近の状態はどうだったか

緊急：けいれんしている

（疲れがたまっていた、眠れていなかったなど）
□ 過去にけいれんを起こしたことはあるか。そのときの意識や呼吸、持続時間はどうだったか

● 対応アルゴリズム

周りを片づける、安全な場所に寝かせる

衣服をゆるめ安静にする

呼びかけて反応はあるか／呼吸状態はどうか

ない／おかしい → **救急受診する**

ある／ふつう → けいれんがおさまったら、医師・看護師に相談する

こんな病気・原因が考えられる

脳血管障害、てんかん、頭部外傷、感染症（細菌性髄膜炎、脳炎、敗血症）、代謝性疾患（尿毒症、肝性昏睡、電解質異常、糖尿病性昏睡）

● **これだけはやっておく**

 周りを片づける

- けいれんの発作で周囲の物に手やからだが触れてけがをしたり、倒れてぶつけたりしないよう本人の周りを片づける。
- ストーブなどの火気類を遠ざける。

 下が平らで安全な場所に寝かせる

- いすに座っているときは転倒の危険があるので、床に降ろして寝かせる。

 衣服をゆるめ、ようすを観察する

- 衣服をゆるめて呼吸が楽にできるようにする。
- 吐いた物が気管に入ったりしないよう、顔を横に向けた回復体位をとる。
- 「医療職に伝えること」をチェックしてようすをみる。
- けいれんを何度も繰り返す場合、命の危険があるので救急受診する。

緊急：けいれんしている

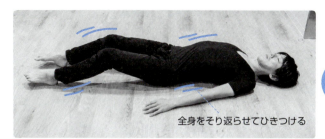

全身をそり返らせてひきつける

強直性けいれんの状態

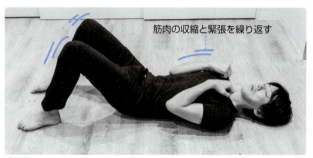

筋肉の収縮と緊張を繰り返す

間代性けいれんの状態

ここに注意！

からだを強くゆすらない、大声で呼びかけない

- 脳を刺激してけいれんが長引いたり、再び起きることがある。

口を無理に開けない、はしや布をかませない

- 歯や口腔内が傷ついたり、舌が押しこまれて窒息する。
- のどが刺激されて嘔吐することがある。

急を要する非常事態：緊急

ろれつが回らない

● 類似の症状

口や舌が回らない／舌がもつれる／滑舌(かつぜつ)が悪い

● 対応のポイント

- 脳梗塞(のうこうそく)や脳内出血など脳卒中の初期症状の可能性がある。
- 緊急事態と認識し、症状を観察して医療職や救急隊に報告することが重要。

● 医療職に伝えること

- [ ] バイタル（体温、脈拍、呼吸、血圧）
- [ ] 意識はあるか
- [ ] 呼吸状態はどうか
- [ ] いつからろれつが回らないか、一時的か継続的か
- [ ] 頭痛、嘔吐、顔（まぶた、口角など）半分の垂れ下がりやゆがみ、ふらつき、めまい、視覚障害、手足のまひやしびれ、脱力はあるか。これらの症状に左右差はあるか
- [ ] 流涎(りゅうぜん)（よだれ）はあるか
- [ ] 持病や服用している薬はあるか

緊急：ろれつが回らない

● 対応アルゴリズム

寝かせて安静にする

ほかの症状を確認する

救急受診する

2 ファーストエイド

こんな病気・原因が考えられる

脳梗塞、脳内出血、脳腫瘍、パーキンソン病、一過性脳虚血発作

ワンポイントアドバイス

確認する症状

● 脳卒中が疑われるので救急受診する。

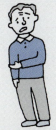
片まひ

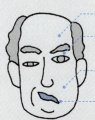
脳卒中に特徴的な表情

- しわ寄せができない
- まぶたを完全に閉じられない
- ほうれい線がなくなる
- 口角が垂れる（口角下垂(こうかくかすい)）

眼球の共同偏視(きょうどうへんし)

● **これだけはやっておく**

 寝かせて安静にする

- 声かけして本人の不安を取り除き、安全で平らな場所に寝かせる。
- 吐き気があるときは回復体位をとる。
- まひがある場合は、まひ側を必ず上にして寝かせる。

 ほかの症状を確認する

- ろれつが回らない以外に、口角下垂(こうかくかすい)、流涎、手足のしびれ、脱力感、物を落とす、大いびきのような呼吸、運動まひ、ふらつき、頭痛、めまい、吐き気、眼球の共同偏視(きょうどうへんし)などの症状を確認する。

> ふだんと比べて言葉が不明瞭だったり、うまく会話できないときは脳の影響によるものが考えられます。症状に気づいた時刻を記録し、手足の動き(まひがないか)などを確認しましょう。

 救急受診する

- 脳梗塞などが考えられるので、救急受診する。

緊急：ろれつが回らない

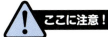

ようすみしない

- 脳卒中のおそれがあるので、症状が軽いからとようすをみていてはいけない。

頭を起こさない

- 脳への血流が悪化するので、頭を起こしてはいけない。
- 座位では脳への血流が悪化したり、血圧の急激な変化を起こす危険があるので、必要以上に車いすで移動しない。

話し方の変化から脳梗塞に気づいたこともあります。コミュニケーションは状態の変化を把握するうえでも役に立ちます。ふだんのあいさつや雑談を習慣にしたいですね。

ワンポイントアドバイス

10～15分で回復したとき
- 一過性脳虚血発作といい、一時的に症状が出ても回復することがある。脳の血管が一時的に閉塞して血液の循環がなくなるため。
- 脳梗塞の前ぶれや、再びろれつが回らなくなることがあるので、回復しても受診して予防する。

ようすがおかしい：観察

歩きかたが変だ、歩けない

● 類似の症状

片方の（手）足に力が入らない／片方の（手）足がこわばる／からだの片側にまひがある／（手）足が痛くて歩けない

● 対応のポイント

- **顔面や手足のまひ**、**脱力**、**ろれつが回らない**などの症状があれば**脳卒中が疑われる**。
- 表情や言葉の異常、頭痛や吐き気などの周辺症状に注意する。
- 転倒による骨折、骨や関節（ひざが痛いなど）など筋骨格系の障害が原因のこともある。
- 飲んでいる薬の副作用も考慮する。

● 医療職に伝えること

- [ ] バイタル（体温、脈拍、呼吸、血圧）
- [ ] 意識はあるか
- [ ] 呼吸状態はどうか
- [ ] いつからか、一時的か継続的か

観察：歩きかたが変だ、歩けない

- [ ] 頭痛やめまい、ふらつき、吐き気・嘔吐はあるか
- [ ] 顔面のまひやしびれ、流涎（よだれ）、視覚障害はあるか、ろれつが回らない、顔の半分が下がったりゆがんだりしているか
- [ ] 手足のまひやしびれはあるか
- [ ] 打撲や外傷はあるか
- [ ] 持病や服用している薬はあるか

● 対応アルゴリズム

寝かせて安静にする

↓

ほかの症状を確認する

↓

脳卒中が疑われる症状があるか

ある / ない

- ある → **救急受診する**
- ない → 医師・看護師に相談する

こんな病気・原因が考えられる

脳卒中、中枢神経系疾患、骨折、打撲、薬剤性歩行障害

● これだけはやっておく

1) 寝かせて安静にする

- 声かけして本人の不安を取り除き、安全で平らな場所に寝かせる。
- 吐き気があるときは回復体位をとる。
- まひがある場合は、まひ側を必ず上にする。

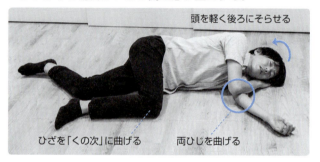

頭を軽く後ろにそらせる
ひざを「くの字」に曲げる
両ひじを曲げる

2) ほかの症状を確認する

- 動かない側の手足を観察して、骨折や打撲、しびれや痛いところがないか確認する。
- **歩き方以外でチェックする症状**

運動機能の異常	脱力感、物を落とす、運動まひ、ふらつき
言語や顔面の異常	ろれつが回らない、口角下垂、流涎、眼球の共同偏視
その他の異常	大いびきのような呼吸、頭痛、めまい、吐き気

観察：歩きかたが変だ、歩けない

③ ほかの症状がみられるときは受診する

- 手足を動かして痛みがあれば、なるべく早く受診する。
- 歩きかた以外の症状がみられるときは、脳卒中が疑われるので救急受診する。

④ 継続的な身体的症状なら

- パーキンソン病や脳血管性認知症などの可能性があるので、家族や介護者から病歴を確認する。
- 服用している薬が原因で起きるパーキンソン症候群が原因のこともある。
- 症状に気づいたら、医師や看護師に相談する。

ここに注意！

無理に歩かせない

- 転倒の危険がある。

放っておかない

- 症状が軽いからと放置したり、ようすをみていてはいけない。
- おかしいと思ったら医師・看護師に連絡する。

ようすがおかしい：観察

行動・ようすが変だ

● **類似の症状**

しゃべりかたがおかしい／つじつまの合わないことを言う／ぐったりしている／目つきがおかしい

● **対応のポイント**

- ふるまいや話しかたがふだんと違うときはせん妄の疑いもある。
- 意識障害、重症の脱水や熱中症はすみやかに医療職につなぐ。
- 高齢者では脱水が原因のことも多い。

● **医療職に伝えること**

- [ ] バイタル（体温、脈拍、呼吸、血圧）
- [ ] 意識はあるか、意識状態が変化していないか
- [ ] ふるえや歩行障害はあるか
- [ ] 汗をかいているか
- [ ] 発症時の環境や状況（気温、湿度、どこで起きたか）
- [ ] 尿は出ているか、便秘しているか
- [ ] 唇や舌、わきの下は乾いているか
- [ ] 最近、環境の急な変化や大きなストレスはあったか

観察：行動・ようすが変だ

□ 持病や服用している薬はあるか

● 対応アルゴリズム

これだけはやっておく （次ページ）

- 意識障害・脳卒中の疑い → **救急受診する**
- 熱中症・脱水の疑い → ▶ **観察：ぐったりしている（p.152）**
- せん妄の疑い → 医師・看護師に相談する

こんな病気・原因が考えられる

脳卒中、てんかん、心臓発作、脳腫瘍、ショック、外傷、糖尿病による高血糖や低血糖発作、薬剤性せん妄

ワンポイントアドバイス

せん妄と認知症の違い

● 一般に、せん妄は数時間〜数週間で回復する。認知症は回復しない。

特徴	せん妄	認知症
意識	意識障害がある	はっきりしていることが多い
発症時期	特定できる	よくわからない
症状の変化	急に起きた	急な変化はない
症状の回復	一過性で元に戻る	持続的で元に戻らない
症状の変動	1日のうちで変わりやすい	1日のうちで変動はおだやか

● これだけはやっておく

1) 安静にする

- 声かけして本人の不安を取り除き、安全で平らな場所に寝かせる。
- 吐き気があるときは回復体位をとる。
- まひがある場合は、まひ側を必ず上にする。

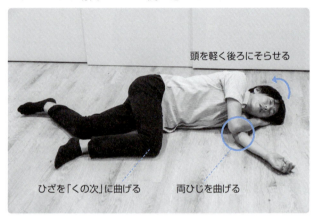

頭を軽く後ろにそらせる
ひざを「くの次」に曲げる　両ひじを曲げる

2) ほかの症状を確認する

- つじつまが合わないことを急に言い出す、行動がいつもと異なる、激しく興奮しているときは、せん妄を疑う。
- 片側のまひ、手足のしびれ、脱力感、物を落とす、運動まひ、ろれつが回らない、口角下垂、流涎（よだれ）、大いびきのような呼吸、ふらつき、頭痛、めまい、吐き

気、眼球の共同偏視などの症状があれば、<u>意識障害</u>や<u>脳卒中</u>を疑う。
- 高温多湿の環境に長時間いた、熱がある、大量に汗をかいていれば、<u>熱中症</u>や<u>脱水</u>を疑う。

とくに高齢者は熱や自覚症状など典型的な症状が乏しく、「ふだんと違う」状態から異常が見つかる場合がしばしばあります。そんな印象があればバイタルや食欲、排泄、睡眠などを確認してみましょう。

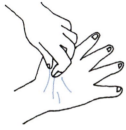

つまんだ皮膚が元に戻るのに　２秒以上かかると脱水が疑われる

③ せん妄が疑われるとき

- 発熱や脱水、肺炎など急性の症状を起こす持病がある、かぜ薬や抗ヒスタミン薬などを服用していると、せん妄が起こりやすい。
- 入退院、転居、うるさい・明るすぎて眠れないなどの環境の変化、不安やストレスは、せん妄を引き起こす原因になる。

水分不足から高齢者の行動に異常が現れることも多くあります。トイレが心配、のどが乾かないなどの理由で、高齢者は水分摂取を控えがちです。

- せん妄の症状には「過活動型」「低活動型」と両者が混在した「混合型」がある。

過活動型の症状	興奮する、落ち着きがなくなる（不穏）、大声を上げる、暴れる、いらいらする、幻覚がある、妄想を抱く、話のつじつまが合わない、ふだんより声が大きい、睡眠障害、不眠、昼夜逆転など
低活動型の症状	会話が減る、反応が乏しい、無表情、無気力、刺激をしないとすぐに寝てしまう、食欲がない、見当識障害など

- バイタルや持病、本人の環境変化やストレスなどの情報を集めて、医師・看護師に相談する。

④ 意識障害や脳卒中が疑われるとき

- 「第1章 救命処置」を参照する。

⑤ 熱中症や脱水が疑われるとき

- 「観察：ぐったりしている」（p.152）を参照して対応する。

介護者が水分摂取を言いすぎるあまり、高齢者がストレスを感じて逆に水分をとらなくなってしまうことも。好きなタイミングで飲み物を飲める環境の工夫や、食事時の汁物の提供で負担なく水分摂取が行えるとよいですね。

観察：行動・ようすが変だ

急変時の対応を学ぶ

消防署、AEDメーカー、大手介護グループなどが、介護家族や介護職向けに、急変時に備えた（有料・無料の）講習会やセミナーを開催しています。

消防や自治体が開催する救命講習

- 消防本部や消防署、地方自治体（公共団体）などが救命講習を開催している。
- 開催要領は各機関への電話やWebサイトで確認できるほか、広報紙でも告知されることがある。

医療機器メーカーや販売会社が開催するセミナー

- 医療機器メーカーや販売会社が、医療機器の装着方法や使い方などの講習やセミナーを開催している。イベントなどでの体験コーナーや、本格的な有料セミナーもある。
- 開催要領はメーカーのWebサイトで確認できる。
- 機器の使い方はメーカーのWebサイトや、YouTubeなどの動画サイトでも閲覧できる。

大手介護グループの講習会

- 大手介護グループが有料セミナーを開催している。介護職の受講を想定し、内容は専門家向け。
- 開催要領は介護グループのWebサイトで確認できるほか、専門誌で告知されることがある。

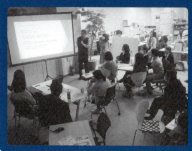

桜新町アーバンクリニックでも地域セミナーを開催している

ようすがおかしい：観察

ぼんやりしている

類似の症状

反応がにぶい／意識障害

対応のポイント

- 意識レベルが低下している状態をさす。**意識混濁や昏睡**の場合は救急受診する。
- **脳卒中**などの意識障害、低活動性のせん妄などがある。
- 薬の影響や身体的な問題（体調不良など）でぼんやりすることがある。
- 急に起きたのか、継続的に起きたのかの見きわめが大切。

医療職に伝えること

- [ ] バイタル（体温、脈拍、呼吸、血圧）
- [ ] 意識はあるか
- [ ] 呼吸状態はどうか
- [ ] いつからか、一時的か継続的か
- [ ] 頭痛やめまい、ふらつき、吐き気・嘔吐はあるか
- [ ] 顔面のまひやしびれ、流涎（よだれ）、視覚障害はあるか、ろれつが回らない、顔の半分が下がったりゆがんだりしているか

観察：ぼんやりしている

☐ 歩行や姿勢の異常、手足のまひやしびれはあるか
☐ 失禁、打撲や外傷はあるか
☐ 持病や服用している薬はあるか

● 対応アルゴリズム

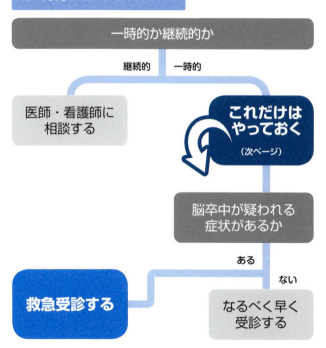

こんな病気・原因が考えられる

脳卒中、認知症

● これだけはやっておく

安静にする

- 声かけして本人の不安を取り除き、安全で平らな場所に寝かせる。
- 吐き気があるときは回復体位をとる。
- まひがある場合は、まひ側を必ず上にする。

ほかの症状を確認する

- 次のような症状がある場合、脳卒中が疑われるので救急受診する。

運動機能の異常	脱力感、物を落とす、運動まひ、歩行の異常、ふらつき
言語や顔面の異常	ろれつが回らない、口角下垂、流涎（よだれ）、眼球の共同偏視
その他の異常	大いびきのような呼吸、頭痛、めまい、吐き気

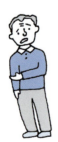
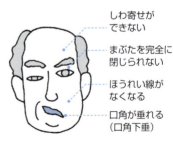

脳卒中が原因の片まひ（右側）　　脳卒中に特徴的な表情

観察：ぼんやりしている

③ 継続的な身体的症状なら

- パーキンソン病や脳血管性認知症などの可能性があるので、家族や介護者から病歴を確認する。
- 服用している薬が原因で起きることもある。
- 症状に気づいたら、医療職に報告する。

パーキンソン病特有の姿勢。
筋肉が緊張してこわばり、前かがみになる

「ぼんやり＝意識レベルが低下している」ととらえましょう。眠気や熱発などの体調不良、時には睡眠薬などの薬の影響でも起こるので、日常生活で何か原因になることははなかったか考えてみましょう。

⚠ ここに注意！

無理に歩かせない

- 転倒の危険がある。

放っておかない

- 症状が軽いからと放置したり、ようすをみていてはいけない。
- おかしいと思ったら医師に連絡する。

ようすがおかしい：観察

血圧が高い（低い）

● 類似の症状

- 血圧がおかしい／血圧が急変した

● 対応のポイント

- ふだんから血圧をチェックし、時間帯や状況によって血圧はつねに変動していることを知ったうえで、血圧の異常に気づくことが大切。
- 血圧が高いときはほかの症状を察知して対応する。

● 医療職に伝えること

血圧が高い（目安：収縮期180mmHg以上）
- [ ] 意識はあるか
- [ ] 頭痛はあるか
- [ ] どのような状況で起きたか
- [ ] めまいやふらつき、耳鳴り、吐き気・嘔吐はあるか

血圧が低い（目安：収縮期80mmHg以下）
- [ ] 意識はあるか
- [ ] ショック症状はあるか
- [ ] どのような状況で起きたか（入浴や排便の後など）
- [ ] 尿は出ているか、尿の色やにごり（膿尿_{のうにょう}）はあるか

観察：血圧が高い（低い）

対応アルゴリズム

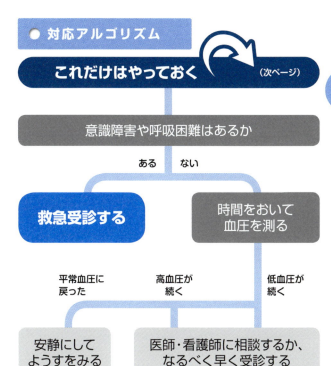

こんな病気・原因が考えられる

血圧が高い：脳梗塞、脳内出血、降圧薬の飲み忘れ、痛みがあるとき
血圧が低い：起立性低血圧、迷走神経調節不全、ショック症状

● これだけはやっておく

1) 安静にする

● **血圧が高い**：上半身を高めにして横になる。

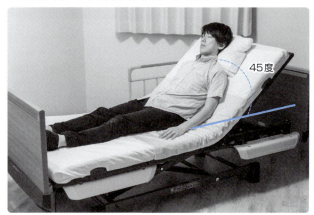

ファーラー位またはセミファーラー位をとらせる

● **血圧が低い**：頭を低くして、本人が楽な体位にする。ショック症状が原因のときは寝かせて足を上げる(ショック体位)。

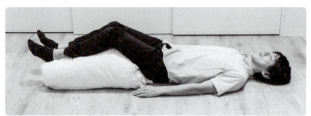

ショック体位をとらせる

観察：血圧が高い（低い）

何度か血圧を測って傾向をつかむ

- 平常血圧に戻っていれば、安静にしてようすをみる。
- ほかに症状がなくても血圧が高い状態が続く場合は、医師に相談する。
- 血圧低下が続く場合は、早めに医師に報告する。

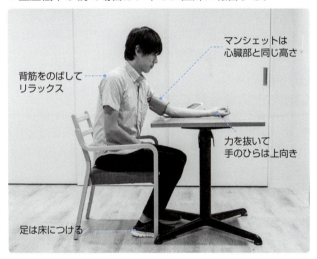

- マンシェットは心臓部と同じ高さ
- 背筋をのばしてリラックス
- 力を抜いて手のひらは上向き
- 足は床につける

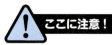 ここに注意！

血圧が高い：
興奮させない、トイレでいきませない

- 不安や怒りで興奮すると、交感神経のはたらきで血管が収縮して血圧が高くなる。声かけをして、不安や怒りをやわらげる。
- 排便でいきむと腹圧がかかるので、瞬間的に最高血圧が60〜70mmHg上昇する。

血圧が低い：
いすなどに座らせておかない

- 座った姿勢を続けているだけで、血圧が低くなったり、脳貧血を起こすことがあるので、必ず寝かせて休ませる。

ワンポイントアドバイス

入浴するときは
- とくに冬期は急な温度変化が血圧急変の原因になるため、浴室と脱衣室など、室内の温度差を小さくする。
- あまり熱いお湯は避ける。
- 急に熱いお湯に入る（かける）のではなく、徐々に温度を上げ、からだを慣らしながら希望の湯温にする。

観察：血圧が高い（低い）

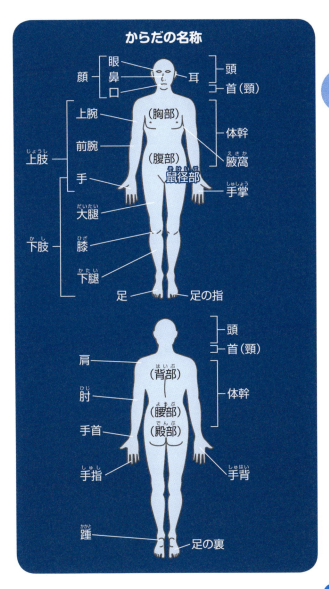

ようすがおかしい：観察

せき・たんがひどい

● 類似の症状

せきが止まらない／たんが多い

● 対応のポイント

- せきは不眠の原因にもなり、体力を大きく奪う。
- 呼吸困難や胸痛をうったえるときは救急受診する。

● 医療職に伝えること

- [ ] バイタル（体温、脈拍、呼吸、血圧、経皮的動脈血酸素飽和度）
- [ ] 呼吸困難やチアノーゼはあるか
- [ ] 胸痛はあるか
- [ ] ふだんと比べてせきやたんの状態、たんの色はどうか
- [ ] たんのからみや鼻水、のどの痛みはあるか
- [ ] せきが強くなるのはいつ、どんなときか（食事中や食後など）
- [ ] 乾いたせきか、湿ったせきか
- [ ] ゼーゼー、ヒューヒューなどの喘鳴（ぜんめい）はあるか

観察：せき・たんがひどい

● 対応アルゴリズム

```
誤嚥や窒息はあるか
   ある    ない
```

- ▶ 緊急：のどに食べ物を詰まらせた（p.86）
- これだけはやっておく（次ページ）

2 ファーストエイド

ワンポイントアドバイス

せきの種類

乾いたせき (乾性せき)	たんがからまないせき、コンコンという空せき
湿ったせき (湿性せき)	たんがからむせき、ゴホンゴホンというせき

喘鳴の状態

● 喘鳴とは気道の狭さくに伴う異常な呼吸音。

呼吸音	状態
「ゼー」「グー」「ブー」	低い連続音。おもに上気道に原因がある吸気性喘鳴
「ヒューヒュー」「ピーピー」	高い笛声音。おもに下気道に原因がある呼気性喘鳴
「ゼーゼー」	吸気と呼気両方の喘鳴

● これだけはやっておく

1) たんを出しやすい姿勢をとる

- 横向きに寝かせたり、ベッド上部を少し上げる（15〜30°）。

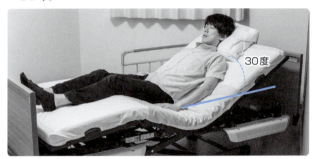

- 胸や背部をタッピングしてたんを出しやすくする。

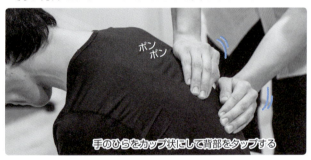

手のひらをカップ状にして背部をタップする

長く続くせきやたんは本人の体力を奪うので、できるだけ早く静めてあげたいもの。慢性的な誤嚥で起こることもあるので、その原因をアセスメントしていきましょう。

観察:せき・たんがひどい

② むせなければ水分をとらせる

- たんの粘りが強くて出にくいときは、水分を十分にとらせる。
- むせないよう、からだを起こして少しずつ飲ませる。
- 誤嚥のおそれがあるときは飲ませない。

③ かぜやインフルエンザ、肺炎が原因のとき

- 発熱があったり、黄や緑など色つきのドロッとしたたん（膿性たん）のときは受診する。

④ 慢性の病気が原因のせきやたんのとき

- 処方されている吸入剤を使う。
- 発作が長く続くときは医師に連絡する。

ひどいせきの原因がエアコンの送風口の向きだったことも。室温管理では風向や風量にも配慮が必要です。

こんな病気・原因が考えられる

異物誤嚥（豆類や入れ歯、水など）、呼吸器系疾患（肺梗塞、ぜんそく発作など）、循環器系疾患（心不全など）、感染症（かぜ症候群、インフルエンザなど）

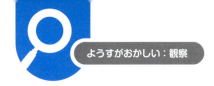

ようすがおかしい：観察

下血した

● 類似の症状

血便が出た／便に血が混じっている

● 対応のポイント

- 肛門からの出血や便に血が混じることを<u>下血</u>という。
- 消化器からの黒っぽい出血と、肛門周囲からの鮮血がある。

● 医療職に伝えること

☐ バイタル（体温、脈拍、呼吸、血圧）
☐ 意識はあるか
☐ 呼吸状態はどうか
☐ 便の色、回数、量、においはどうか
☐ 初めてか、過去に下血があったか、いつからか、毎日混じるのか
☐ 腹痛や腹部膨満感（ふくぶぼうまんかん）はあるか
☐ ショック症状、貧血はあるか
☐ 痛み、吐き気・嘔吐はあるか
☐ 痔核（じかく）など肛門周囲の病気、肛門周囲の痛みはあるか
☐ 胃腸の潰瘍（かいよう）などの既往はあるか

観察：下血した

- [ ] アルコールの常飲はあるか
- [ ] 性器出血はあるか（とくに女性）
- [ ] 持病や服用している薬はあるか

● **対応アルゴリズム**

```
寝かせて安静にする
      ↓
陰部を清潔にする
      ↓
出血はダラダラ続くか
   はい／いいえ
```

- はい → なるべく早く受診する
- いいえ → 医師・看護師に相談する

こんな病気・原因が考えられる

食道静脈瘤、胃・十二指腸潰瘍、大腸ポリープ、大腸がん、小腸・大腸の炎症、大腸憩室炎、腸閉塞、感染性腸炎、出血性大腸炎、虚血性大腸炎、潰瘍性大腸炎、痔核

● **これだけはやっておく**

1 大量に下血したときは救急受診

- 大量に下血すると血圧が下がり、ショック状態になることがある。
- 下血は異常事態とこころえ、意識や呼吸状態に注意する。

> 下血といっても、真っ赤な血液様のものから黒っぽいものまでさまざまです。出血部位も肛門だけでなく膣などから出ている場合もあるので、ケアするなかで発生部位や性状をみていきましょう。

2 寝かせて安静にする

- 衣服をゆるめ、楽な姿勢をとらせて安静を保つ。
- 吐き気があるときは回復体位をとる。
- 寒気があれば毛布などで保温する。

3 陰部を清潔にする

- 汚れた下着やおむつは交換する。
- 陰部は洗浄や清拭(せいしき)して清潔にする。
- 便は捨てずに受診時に医師に見せる。

観察：下血した

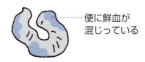
便に鮮血が混じっている

鮮やかな血の色をしている便

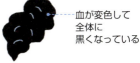
血が変色して全体に黒くなっている

真っ黒なタール状の便

現物の保管がむずかしいときは、スマートフォンや携帯電話で撮影して客観的な情報を医療職に伝えられるようにしておくとよいです。

 ここに注意！

下痢止めは飲ませない

- 出血も止めてしまい、原因がわからなくなるので、医師の指示なく下痢止めを飲ませない。

飲食させない

- 出血が増えたり、病気が悪化することがある。
- 自己判断で水分補給させない。

陰部はせっけんでゴシゴシ洗わず、ぬるま湯でやさしく洗い流しましょう。しみたり痛みがないかも確認します。

ようすがおかしい：観察

便秘

● 類似の症状

便が出ない

● 対応のポイント

- 便秘は、排便の頻度よりも個人的・主観的なものだが、3日に1回以下が便秘の目安。
- 日に数回の排便があっても、カチカチの硬い便が少しずつしか出ないのは便秘と考える。
- 排便のリズムを習慣づける、食物繊維が多い食事を規則正しくとる、水分をとるなどの予防が大切。
- 高齢者は筋力が低下し、腸の蠕動運動が弱く、便秘になりやすい。
- 高齢者の便秘を放置すると腸閉塞を起こすことがある。

● 医療職に伝えること

- [ ] いつから便が出ていないか
- [ ] 吐き気・嘔吐はあるか
- [ ] 腹痛はあるか
- [ ] おならは出るか、おなかの張りはあるか
- [ ] 持病や服用している薬はあるか

観察：便秘

● 対応アルゴリズム

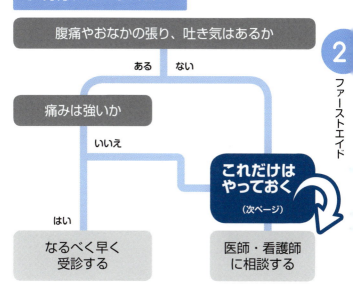

こんな病気・原因が考えられる

腸閉塞、便秘を起こしやすい薬（オピオイド鎮痛薬、抗うつ薬、抗けいれん薬など）

● これだけはやっておく

1) 腹部マッサージをする

- 楽な姿勢をとり、腹部マッサージをする。
- 約70℃のお湯でしぼったタオルをビニール袋に入れ、衣服の上から腹部を温める（温罨法）。

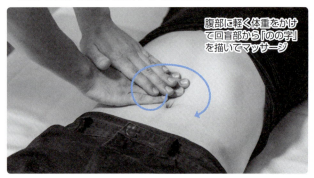

腹部に軽く体重をかけて回盲部から「の の字」を描いてマッサージ

腹部マッサージ

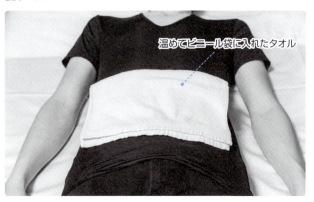

温めてビニール袋に入れたタオル

温罨法

観察：便秘

② 水分と食物繊維をとる食事、運動をすすめる

- こまめに水分補給してふだんから食物繊維が多い食事を心がける。
- おなか回りを動かす運動（散歩など）を習慣的にとりいれ、便を押し出す力をつける。
- 嚥下状態（飲みこみ）が悪い、摂取量が少ないなど、食生活に支障があるときは医療職に相談し、栄養状態の改善や食事形態を工夫する。

③ 吐き気や強い痛みがあるとき

- 腹痛やおなかに張りがあるときは、腸閉塞の疑いがあるのですみやかに受診する。

ここに注意！

下剤や浣腸をすぐに使わない

- 便秘が習慣化したり、下痢を起こすことがある。
- ケアでの対応を考え、食事や運動などでなるべく自力で排便できるようにする。

ようすがおかしい：観察

下痢

● 類似の症状

腹下し／くだり腹

● 対応のポイント

- 急性の下痢は食中毒などの感染が原因のことがある。
- 下痢が続くと水分や電解質を失って脱水症状を起こす。
- 介護施設などで感染性の下痢が発生したときは、感染の拡大を防ぐ。

● 医療職に伝えること

- [ ] バイタル（体温、脈拍、呼吸、血圧）
- [ ] 便の量や色、形状、におい、混入物や血便の有無
- [ ] いつからはじまったのか、突然起こったのか、便はだんだんやわらかくなったのか
- [ ] どれくらい続いているか（回数、時間、頻度）
- [ ] いつ食事をしたか、何を食べたか
- [ ] 下痢以外の症状（吐き気、腹痛、冷や汗など）はあるか
- [ ] （下痢が長く続いているとき）肛門周囲のかぶれ、ただれはあるか
- [ ] 脱水傾向（尿の減少、口やのどの渇き、皮膚の乾燥など）

観察：下痢

はあるか
☐ 持病や服用している薬はあるか
☐ 同じ症状をうったえる人が周りにいるか

● 対応アルゴリズム

これだけはやっておく (次ページ)

次のうちどれかひとつでも当てはまるか
- 急な下痢だ
- 吐き気がある
- 発熱している
- 周りに同じ症状の人がいる

当てはまる → 感染症が疑われる症状があるか
- ある → 本人を隔離する → 医師・看護師に相談する
- ない → なるべく早く受診する

当てはまらない → 脱水は改善したか
- いいえ → なるべく早く受診する
- はい → 安静にしてようすをみる

こんな病気・原因が考えられる

感染性胃腸炎、消化不良、非感染性胃腸炎、下剤の不適切な使用、経管栄養の不適切な使用

● これだけはやっておく

便の処理をする

- ディスポーザブル（使い捨て）マスクや手袋、ビニールエプロンを着用して便を処理する。
- 介護施設などでほかにも下痢の人がいるときは感染性胃腸炎・食中毒などが疑われる。感染源や感染経路の特定とともに、室内や調理器具などの消毒や便、吐いた物などの処理を迅速に行って感染の拡大を防ぐ。

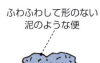

ふわふわして形のない泥のような便

泥状便（でいじょうべん）

固形物がない完全な液状の便

水様便（すいようべん）

水分が多くやわらかい半分固形の便

軟便

楽な姿勢で安静にする

- 体力の消耗を防ぐため、楽な姿勢で安静にする。
- 吐き気があるときは回復体位、腹痛があるときはひざを曲げ腹部の緊張をやわらげる側臥位（そくがい）（横向き）か仰臥位（ぎょうがい）（あお向け）をとらせる。

観察：下痢

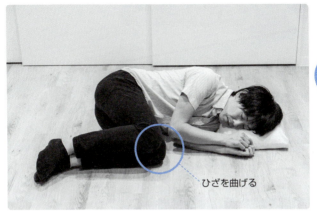

ひざを曲げる

3 水分を補給させる

- 下痢が激しく脱水が心配なときは、水分を補給させる。
- 経口補水液やスポーツドリンクがよいが、本人が飲めるものでよい。
- 一度にたくさん飲ませると吐くことがあるので、こまめに少量ずつ飲ませる。

 ここに注意！

自己判断で薬を飲ませない

- 下痢止め、抗生物質などを自己判断で飲ませない。
- 菌が腸内にとどまったり、病原菌が見つからなかったりして回復や治療が遅れる危険がある。

ようすがおかしい：観察

血尿

類似の症状

尿に血が混じっている

対応のポイント

- 尿の中に血液が含まれている状態をいう。
- 腎臓から尿道口まで経路の異常が原因で起こる。

医療職に伝えること

- [ ] バイタル（体温、脈拍、呼吸、血圧）
- [ ] 1日中出ているのか、色の変化はあるか
- [ ] 排尿時の痛みや残尿感はあるか
- [ ] 腹痛、腰痛、背部痛はあるか

血尿は真っ赤な血液のようなものから、薄く混じる程度のものまであります。おむつに吸収された尿でも、ふだんと違う色調が続くようなら医師や看護師に報告しましょう。

観察:血尿

● **対応アルゴリズム**

血尿の状態と本人のようすを観察する

安静にする

なるべく早く受診する

こんな病気・原因が考えられる

腎炎、腎盂腎炎、腎結石、腎臓がん、膀胱炎、膀胱がん、膀胱結石、尿管結石、前立腺がん

ワンポイントアドバイス

血尿の色と出血部位

色	部位
コーヒーのような濃い色	腎臓
ピンク、赤、ワイン色	膀胱、尿道
最初から最後まで血尿	膀胱、腎臓、尿管
血尿が出たり出なかったり	尿道の出口部分

※服用している薬によって、尿の色が赤っぽくなることがある。

● これだけはやっておく

1) 血尿の状態と本人のようすを確認する

- 血液の量・色などを確認する。
- 写真を撮って後で医療職に見せるとよい。

便器に排泄した血尿はすぐに薄まってしまいます。写真に撮っておくと変化を客観的に観察できます。

2) 楽な姿勢で休ませる

- あお向けに寝かせる場合は、腹部の緊張をやわらげるためにひざの下にクッションや座布団を入れる。

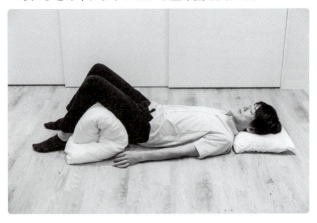

観察：血尿

- 横向きに寝かせる場合は、両足を胸に引きつけるようにする。

必ず受診する

- 重大な病気が原因のことがあるので、放置せず必ず受診する。
- 尿が出にくい、強い痛みがある、血圧低下などがあればすぐに受診する。

 バルーンカテーテルを使用している要介護者では、内部が傷つき出血を起こしやすくなっています。ウロバッグ内に血尿が見られるときは尿色の変化や頻度を観察します。

ようすがおかしい：観察

尿が出ない

○ 類似の症状

排尿困難／尿閉（にょうへい）／無尿（むにょう）／乏尿（ぼうにょう）

○ 対応のポイント

● 尿が出ない原因には大きく2種類がある。

①尿はつくられているものの尿路がふさがっていて出ない	排尿困難／尿閉
②尿がそもそもつくられておらず尿が少ない、出ない	無尿／乏尿

● 高齢者に多い症状で、男性では前立腺肥大症による尿閉も多い。
● 尿が出ない理由は、加齢、薬の副作用、精神的なものから、尿路感染症、悪性腫瘍まで多岐にわたる。
● 脱水が原因のこともある。室温や飲水量、発汗状態を確認する。

○ 医療職に伝えること

☐ バイタル（体温、脈拍、呼吸、血圧）
☐ 尿意はあるか、いつから尿が出てないか
☐ 出た尿の性状（色、におい、混入物の有無）、量

観察：尿が出ない

- [ ] 残尿感や排尿時の痛みはあるか、腹に力を入れないと尿が出ないのか
- [ ] 下腹部の痛みやふくらみ、吐き気、便秘、発熱などの症状はあるか
- [ ] 食事や水分はとれているか
- [ ] 持病や服用している薬はあるか

● 対応アルゴリズム

尿意や下腹部のふくらみはあるか

ある → **排尿困難／尿閉の疑い**

ない → **無尿／乏尿の疑い**
→ **下痢や嘔吐、発熱、熱中症などによる脱水症状はあるか**

ある → **医師・看護師に相談する**

ない → 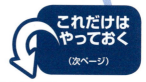 **これだけはやっておく**（次ページ）

こんな病気・原因が考えられる

前立腺肥大症、神経因性膀胱、尿道狭窄、尿路結石、尿道がん、尿道炎、腎不全、急性腎盂腎炎、膀胱炎、心不全、肝不全、薬の副作用

● **これだけはやっておく**

 ## 尿意や下腹部の膨満があるのに尿が出ないとき

- 尿路が狭い／詰まっている、神経障害や心理的な原因による排尿困難／尿閉が疑われる。
- 次の症状があったらなるべく早く受診する。
  ○ 下腹部に痛みがある、下腹部がふくらんでいる。
  ○ 冷や汗、吐き気・嘔吐がある。
- 症状がみられず尿が出ないときは、カーテンで隠すなど、リラックスできる環境を整えて、次の方法を試す。

腹圧のかかる体位をとる	寝ている場合は座位になったり、上半身を起こし、ひざ下に枕を入れると排尿しやすい
排尿しやすい姿勢をとる	可能ならトイレに座る、立位になるなど通常の排尿する姿勢をとる
水流の音を聞かせる	水が流れる音に脳が反応して尿が出ることがある
飲み物を飲ませる	利尿作用のある飲み物（コーヒーや緑茶など）を適量飲ませる

- 尿が出たら楽な姿勢をとらせ、毛布などで保温する。

 ## 尿意や下腹部の膨満がなく、尿量が少ないか、ないとき

- 尿意がなくても尿がたまっていることがある。
- 1日の尿量が400mL以下は乏尿、100mL以下は無尿。
- 腎不全や腎炎など腎機能の低下や心不全、脱水が原因。
- 腎臓に持病がある要介護者の場合、医師や看護師に相談する。尿量や排尿回数、尿の出かた、下腹部のふくらみ

観察：尿が出ない

をふだんから観察しておく。
- 下痢や嘔吐、発熱、熱中症による脱水が疑われるときは、飲み物を飲ませ、原因となる症状に対処する。

できるだけ早い受診が必要な場合

- 尿意の有無にかかわらず次の場合はできるだけ早く受診する。
  - 環境を整えても尿が出ない。
  - 水分補給しても尿が出ない。
  - 腹部膨満感（ふくぶぼうまんかん）がある。
  - 最後の排尿から12時間以上経過している。

 ここに注意！

下腹部を強く刺激しない

- 強く押すなどして刺激すると膀胱が破裂することがある。

ワンポイントアドバイス

ふだんから尿意を感じないとき
- 排尿筋の低下で膀胱の収縮が困難になっている可能性がある。
- 3～4時間ごとにトイレ誘導し、排尿をうながす。

薬の副作用による排尿困難
- 高齢者は市販のかぜ薬（総合感冒薬）を服用するだけでも尿が出にくくなることがある。

ようすがおかしい：観察

熱が出た

● 類似の症状

体温の異常／発熱（熱発(ねっぱつ)）

● 対応のポイント

- 発熱はなんらかの病気や不調の表れ。発熱以外の症状（熱源）に注目する。
- ふだんより元気や食欲がない、ようすが少しおかしい、発熱がいつまでも続くときは、微熱でも注意が必要。
- 発熱の種類

微熱	37～37.9℃
中等度	38～38.9℃
高熱	39℃以上

● 医療職に伝えること

- [ ] バイタル（体温、脈拍、呼吸、血圧）
- [ ] 意識はあるか
- [ ] 呼吸状態はどうか
- [ ] 嘔吐や下痢はあるか
- [ ] せきやたんは出るか
- [ ] 尿の色、におい、排尿間隔はどうか

観察：熱が出た

● 対応アルゴリズム

悪寒があれば温かくして寝かせる

からだを冷やす

悪寒はおさまったか／再び熱を測る

悪寒がする／高熱 → なるべく早く受診する

微熱〜中等度 → 医師・看護師に相談する

※熱が下がっても、つらそうにしている、食事や水分をとらない、ほかのバイタルに異常があるなどがあれば、医師・看護師に相談する。

こんな病気・原因が考えられる

かぜ症候群、インフルエンザ、肺炎、胆嚢炎、蜂窩織炎、こもり熱、脱水症

熱発は結果として出ているので、感染症や脱水、こもり熱や熱中症などその原因が背景に必ずあります。熱発をみたら原因を考えるようにしましょう。

● これだけはやっておく

悪寒があれば温かくして寝かせる

- ガタガタふるえたり、寒気をうったえるときは布団を重ねて温かくする。
- 熱が上がりきったら掛け布団を1枚減らしたり、薄手の衣服に着替える。

からだを冷やす

- 「手技：からだの冷やしかた」(p.64)の方法でわきの下や足のつけ根を冷やす。

悪寒がおさまったら熱を測る

- 悪寒（おかん）は熱が上がっている途中の症状。
- 悪寒がおさまったら（熱が上がりきったら）熱を測る。
- 汗をかいていたら着替えさせる。

水分補給する

- 脱水を防ぐために経口補水液やスポーツドリンクなどを飲ませる。

観察：熱が出た

5 発熱を繰り返すとき

- 以上の対応をして熱が下がっても、再び発熱を繰り返すときは医師や看護師に相談し、受診する。

 ここに注意！

厚着をさせない

- 悪寒がないときに厚着させたり、掛け布団の枚数を増やすと、熱がこもって余計に熱が上がる。
- むしろふだんより1枚少なくするなどして放熱する。

解熱薬を安易に使わない

- 解熱薬で急激に体温を下げると、免疫力が低下したり回復が遅れる危険がある。
- 解熱薬の使用は必ず医師や看護師の指示にしたがう。

ワンポイントアドバイス

インフルエンザに注意
- 鼻水、鼻づまり、せき、たんがあるときはインフルエンザを疑う。全身の倦怠感や関節痛などの全身症状にも注目する。
- 介護施設などの集団生活ではとくに注意する。

こもり熱の場合もある
- 室温の上昇、衣服の重ね着、布団の重ねすぎで発熱するこもり熱もある。

ようすがおかしい：観察

ぐったりしている

● 類似の症状

だるそうにしている／からだを動かすのがおっくうそうだ

● 対応のポイント

- 疲労感や倦怠感があって、全身に力が入らない状態。
- つかみどころがない症状なので、観察ポイントをおさえて異常を見すごさない。
- 発熱を伴う場合はインフルエンザや肺炎、尿路感染症などの感染症も考えられる。
- 高温多湿などの環境や状況から、熱中症や脱水を疑う。

● 医療職に伝えること

- [ ] バイタル（体温、脈拍、呼吸、血圧）
- [ ] 意識はあるか
- [ ] 呼吸状態はどうか
- [ ] 汗を大量にかいていないか、脱水症状はないか
- [ ] 発症時の環境や状況（気温、湿度、どこで起きたか）
- [ ] 持病や服用している薬はあるか

観察：ぐったりしている

● 対応アルゴリズム

呼びかけて反応はあるか／呼吸状態はどうか

ない／おかしい → **救急受診する**

ある／ふつう → 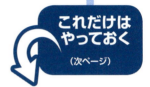 **これだけはやっておく**（次ページ）

2 ファーストエイド

こんな病気・原因が考えられる

インフルエンザ、肺炎、尿路感染症、熱中症、脱水症

> 「ぐったりしている」状態の定義はあいまいで、その人の平素の状態を知っていればこそ気づけるもの。しかし、この「何かおかしい」印象が変化のはじまりをとらえていた、なんてことをしばしば経験します。おかしいと思ったら遠慮せず医師や看護師に報告しましょう。

● これだけはやっておく

 ### 悪寒があるとき

- 温かくして寝かせる。
- 悪寒(おかん)がおさまったら熱を測る。熱がある場合は「観察：熱が出た」(p.148)を参照して対応する。

 ### めまいやけいれん、吐き気や頭痛があるとき

- 次のような環境や要因がある場合、熱中症が疑われる。

環境	要因
炎天下の外出	高温多湿、無風、強い日差しのなかでの外出
閉めきった室内	気温や湿度が高い室内
入浴中	高温での入浴は血圧上昇から体温が上がり、熱中症を起こす危険あり

 ここに注意！

放っておかない

- 高齢者がぐったりしているときは、なんらかの原因が隠れているので放置しない。

無理に水を飲ませない

- 意識がはっきりしていないときは誤嚥(ごえん)のおそれがあるので、慎重に水を飲ませる。

観察：ぐったりしている

熱中症が疑われるとき

- 涼しい場所に移動して、扇風機やうちわなどで風を送る。
- 衣服をゆるめ、回復体位をとる。吐き気があるときは顔を横向きにして寝かせる。

症状	対処
数秒の失神、顔面蒼白で脈が弱い	頭を心臓より低くして寝かせる
顔色が赤い	頭を心臓より高くして寝かせる、座らせる、からだを冷やす

- 水が飲めるときは、経口補水液やスポーツドリンクを飲ませ、できるだけ早く医師の診察を受ける。
- 水が飲めないときは、からだを冷やして救急受診する。

脱水が疑われるとき

- 高齢者は失禁や夜間のトイレを考えて水分を控え、脱水を起こしやすい。
- 皮膚の弾力性低下、唇のひび割れ、目の落ちくぼみなどの見た目の異常、尿が出ない、わきの下が乾いているようなら脱水を疑う。
- 経口補水液やスポーツドリンクを飲ませ、楽な姿勢か回復体位をとって、できるだけ早く受診する。
- ぼんやりして眠りかけている、うわごとをいう、つじつまの合わない話をする、けいれんしているなどの症状がみられるときは救急受診する。

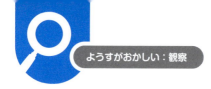

ようすがおかしい：観察

からだがふるえる（振戦）

● 類似の症状

手足がブルブルする／悪寒（おかん）がする

● 対応のポイント

- ふるえは医学的に振戦（しんせん）という。
- ふるえを起こす持病があるかを確認する。
- 危険なふるえを見きわめる。
- けいれんとは違う。不随意（ふずいい）運動のひとつで意思とは無関係に生じる細かいふるえ運動が振戦、筋肉が自分の意思とは関係なく急激に収縮する発作がけいれん。

> 急にはじまるふるえでもっとも多いのは感染症による熱発前のふるえ（悪寒戦慄）です。寒気を訴え、ガタガタふるえる状態は、からだがその熱で細菌やウイルスを退治するために、全身の筋肉を細かくふるわせて体温を上げようとするはたらきによるものです。

観察：からだがふるえる（振戦）

● 医療職に伝えること

- [ ] バイタル（体温、脈拍、呼吸、血圧）
- [ ] 意識はあるか、意識状態は変化しているか
- [ ] ふるえはいつから（突然か、ずっとか）、どこがどのようにふるえるのか
- [ ] ふるえが起きたのは初めてか、以前からあるか
- [ ] ふるえは持続的か、間欠的か（どんなとき、どんな姿勢や動作のときに起きるのか）
- [ ] 持病や服用している薬はあるか

● 対応アルゴリズム

```
ふるえを観察する
       ↓
危険なふるえはあるか
  いいえ ／ ＼ はい
医師・看護師に    なるべく早く
  相談する       受診する
```

こんな病気・原因が考えられる

パーキンソン病、本態性振戦、老人性振戦、肝性脳症、CO_2ナルコーシス、甲状腺機能亢進症、脊髄性小脳変性症、小脳や中枢の梗塞・出血、小脳腫瘍、多発性硬化症、急性の感染症、薬物やカフェインの摂取

● これだけはやっておく

1) ふるえを観察する

- ふるえは、手（上肢）、足（下肢）、頭にみられる。

● ふるえの種類

種類	起こる状況
安静時振戦	安静にしているとき
姿勢時振戦	特定の姿勢のとき
企図振戦	何かしようとしたとき
動作時振戦	動作しているとき

2) 危険なふるえを見きわめる

- 命にかかわるふるえ、すぐに受診が必要なふるえがある。

● 危険なふるえ

種類	特徴
羽ばたき振戦	手のひらが羽ばたくように不規則に動くふるえ。重い肝臓病や呼吸器系疾患が原因で起こる不随意運動
悪寒戦慄	急性の感染症が原因となることが多い。ガタガタふるえ出して、その後、38℃以上の高熱がみられる

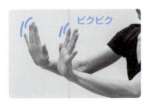

羽ばたき振戦

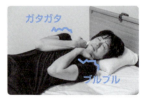

悪寒戦慄

観察：からだがふるえる（振戦）

悪寒はおよそ30分くらいでおさまり、そのころには体温が高くなっています。ふるえている間は本人が寒気をうったえることが多いので布団などで保温します。

③ 危険なふるえに対処する

- 危険なふるえのときはすぐに受診する。
- 吐き気があるときは回復体位をとる。

④ 持病によるふるえは記録して報告する

- 原因不明でふるえ以外の症状がない本態性振戦や老人性振戦は治療の必要はとくにない。
- パーキンソン病患者は、いつごろ、どんなときにふるえが起きたかを記録して次回受診時に医師に報告する（薬の服用量を調整してもらう）。

 ここに注意！

危険なふるえを放置しない

- 救急受診する。

ようすがおかしい：観察

けがをした

● 類似の症状

すり傷・切り傷・刺し傷がある／外傷がある／出血している

● 対応のポイント

- 傷の処置や対応は医療職にまかせる。
- 噴き出すような出血は止血を優先し、大量出血を防ぐ。
- 高齢者は皮膚が弱くなっているので外傷は日常的に多く、治りにくい。

● 医療職に伝えること

☐ バイタル（体温、脈拍、呼吸、血圧）
☐ けがの種類（すり傷、切り傷、刺し傷）、場所、大きさ、深さ
☐ 出血の有無、出血のしかた（ピューピュー噴き出す、ドクドク、ポタポタ、ジワジワなど）、出血量（コップ半分くらい、止血したタオルがしぼれるほどなど）
☐ 痛みはあるか、痛みの程度はどうか
☐ 皮膚の損傷具合（皮がめくれている、すりむいたなど）はどうか

観察：けがをした

- [ ] どこで、どのような状況でけがをしたのか
- [ ] けがのほかに打撲などはあるか
- [ ] 持病や服用している薬はあるか

● 対応アルゴリズム

出血の程度や状態はどうか

- ピューピュー（動脈の出血） → **直接圧迫止血法で止血する** → なるべく早く受診する
- ドクドク、ポタポタ、ジワジワ（静脈、皮膚の出血） → **これだけはやっておく**（次ページ） → 傷は深いか
  - はい → なるべく早く受診する
  - いいえ → 医師・看護師に相談する

これだけはやっておく

 傷口を水道水で洗う

- 細菌感染を防ぐため傷口を水道の流水で洗浄する。
- 傷が泥や土で汚れているときは傷口の奥まで十分に洗う。
- 出血が続いているときは先に止血する。

 止血する

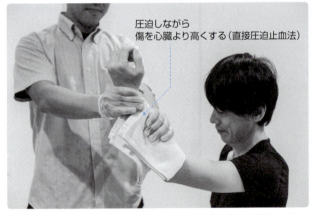

圧迫しながら傷を心臓より高くする（直接圧迫止血法）

- 傷口に清潔なガーゼや布をあて、直接圧迫止血法で止血する。片手で止血できないときは両手で圧迫する。

観察:けがをした

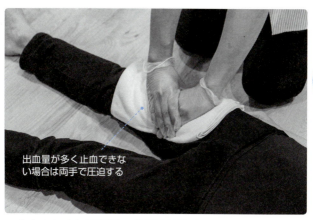

出血量が多く止血できない場合は両手で圧迫する

- 止血のためには最低4分間は圧迫する。
- 出血部位が広いときは圧迫箇所がずれないよう気をつける。
- 感染予防のため、ディスポーザブル(使い捨て)手袋やビニール袋を使う。
- 刺し傷の場合、異物がじゃまして止血をうまくできないときは、ガーゼを厚くあてて保護し、救急受診する。

ワンポイントアドバイス

要注意の傷

- さびた刃物や古い釘、木の枝や貝殻で負った傷の場合、破傷風(はしょうふう)や細菌感染の危険性が高い。
- 犬や猫にかまれたり、ひっかかれた傷から感染症になることがある。
- 糖尿病の人は傷が治りにくく、細菌感染を起こしやすい。潰瘍(かいよう)や壊死(えし)につながることもある。

傷口を保護する

- 傷口に清潔なガーゼをあてて保護する。
- 痛みや腫れがあれば、タオルなどの上から氷のうや保冷パックなどで冷やす。
- 刺し傷はなるべく早く受診する。
- 皮下脂肪が見えたり、出血が止まらない深い傷の場合は縫合が必要になるのでなるべく早く受診する。
- すり傷や切り傷の痛みが翌日も続くときは受診する。

 ここに注意！

刺さった物は抜かない

- 刺さった物が止血の役割をしていることがあるので、小さなとげ以外は抜かない。

薬を塗らない

- 傷口を洗った後は絆創膏（ばんそうこう）で保護し、勝手に薬を塗らない。

素手で血液や傷口に触れない

- 血液を介して病気に感染することがあるので、血液に触れる場合はディスポーザブル（使い捨て）手袋を必ずする。

止血帯は使わない

- 壊死する危険があるので使わない。

観察：けがをした

用語解説

あ行
嚥下機能[えんげきのう] ● 食べ物や飲み物を胃に飲みこむこと
悪寒[おかん] ● 発熱などで起こるゾクゾクする寒気

か行
間代性けいれん[かんたいせいけいれん] ● 手足の屈伸を繰り返すように動かすけいれん
丘疹[きゅうしん] ● 直径5mm未満の発疹
狭さく[きょうさく] ● 血管や気管などの通り道が狭くなる状態
強直性けいれん[きょうちょくせいけいれん] ● 筋肉の収縮が長く続き、手足がこわばった状態になるけいれん
傾眠[けいみん] ● 睡眠不足ではないのに眠気を感じ、無意識に居眠りしてしまう意識障害の一種
口角下垂[こうかくかすい] ● くちびるのはしが垂れ下がった状態
誤嚥[ごえん] ● 食べ物や飲み物が誤って食道ではなく気道に入ること
誤嚥性肺炎[ごえんせいはいえん] ● 誤嚥によって細菌などが肺に入って起こる肺炎

さ行
心窩部[しんかぶ] ● 胸骨の下方中央の少しくぼんだところ。みぞおち
振戦[しんせん] ● 手、足、からだ全体などが意図せず細かくふるえること
穿孔[せんこう] ● 消化管や尿管、血管、気管など管状の臓器の壁に穴が開くこと
せん妄[せんもう] ● 病気や薬の影響、環境の変化などで脳の機能が一時的に低下し、時間や場所がわからなくなる、異常行動、幻覚、興奮などが現れる状態

た行
チアノーゼ[ちあのーぜ] ● 血液中の酸素が不足し、くちびるや指先などの皮膚や粘膜が青紫色に変化した状態
直接圧迫止血法[ちょくせつあっぱくしけつほう] ● 傷口より心臓に近い動脈を手や指で圧迫して血液の流れを止めて止血する方法
頓用薬[とんようやく] ● 症状が現れたときや激しいときに服用する薬

な行
脳血管障害[のうけっかんしょうがい] ● 脳の血管が詰まったり破れたりすることで脳に障害が起きている状態。代表的なものに脳卒中がある
脳卒中[のうそっちゅう] ● 急性の脳血管障害のうち、とくに脳梗塞、脳出血（脳内出血）、くも膜下出血）をさす
膿尿[のにょう] ● 腎臓や尿管・尿道などの尿路が細菌感染して尿に白血球（うみ）が混じってにごった尿

は～ら行
腹部膨満感[ふくぶぼうまんかん] ● 腹部に水分やガスがたまり、おなかが張って苦しい状態
流涎[りゅうぜん] ● よだれを流すこと

ようすがおかしい：観察

倒れてからだを強く打った

● 類似の症状

転倒した／転んだ／転落した／高いところから落ちた

● 対応のポイント

- 倒れた原因を明らかにする。
- 外傷や骨折だけでなく、内出血や内臓損傷の可能性もある。
- 本人のうったえがない、倒れた直後に症状がなくても、時間がたってから現れることもある。
- 高齢者は後で骨折に気づくことがある。
- 頭や顔面を打った場合は、数週間後に慢性硬膜下血腫が生じることもある。1か月は意識障害や異常行動に注意して観察する。

● 医療職に伝えること

☐ バイタル（体温、脈拍、呼吸、血圧）
☐ 意識はあるか
☐ 呼吸状態はどうか

観察:倒れてからだを強く打った

- [ ] ショック症状はあるか
- [ ] 手足は動かせるか
- [ ] どこを強く打ったか、骨折や外傷、(内)出血、腫れ、痛みはあるか
- [ ] どんな場所・状況で転倒、転落したのか(目撃者にもようすを聞く)

対応アルゴリズム

これだけはやっておく (次ページ)

痛みの程度はどうか

強い痛み/歩けない	軽い痛み/歩ける	痛みがない
救急受診する	なるべく早く受診する	医師・看護師に相談する

こんな病気・原因が考えられる

脳血管障害、循環器系疾患、中枢神経系疾患、バランス能力の低下、筋力低下、薬によるふらつき、骨粗鬆症、感覚器の障害

● これだけはやっておく

 安全な場所に移動する

- 周りに危険のない安全な場所に移動する。
- 衣服をゆるめ、回復体位など安静な姿勢をとらせる。

 意識と呼吸を確認する

- 意識や呼吸に異常がある場合は救急受診する。

ワンポイントアドバイス

倒れた後の観察ポイント

部位	観察ポイント
頭	呼吸状態、手足のまひ、吐き気・嘔吐、けいれん
首、背中	呼吸状態、手足のまひ
手足	不自然な姿勢、変形、腫れ、長さの左右差
股関節、肩、手首	関節の痛み、動かすと痛がる
胸	呼吸状態、呼吸と痛みの関連
腹	激しい腹痛、顔面蒼白、腹部の硬さ、触ると痛がる・触らせない
おしり	おしり・下腹部・腰の痛み
陰部	腫れ、内出血

観察：倒れてからだを強く打った

③ 痛む場所、打った部位を確認する

- 衣服を脱がせて出血の有無を確認する。出血しているときは「観察：けがをした」(p.160)を参照する。
- 手足や大きな関節をゆっくり動かして痛みの有無を確認する。軽い打撲だけの場合は冷やして痛みと内出血をおさえる。

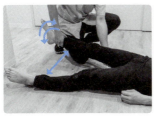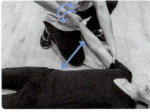

股関節、手首や肩の大きな関節をゆっくり動かして、注意深く観察する

- 高齢者は骨がもろい。しりもちで骨折（脊椎圧迫骨折）した腰椎が腰痛の原因になることも多い。

●痛む・打った場所別の危険な症状

共通	痛みが強いときは骨折の可能性がある。歩かせたり車いすを使わず、ストレッチャーで移動する
頭	意識がない、吐き気・嘔吐、強い頭痛は頭蓋内出血の疑いがあるので救急受診する。慢性硬膜下血腫は数週間から数か月経過して症状が出ることもある
頭・背中	手足のまひやしびれがあれば頸椎損傷のおそれがある。頭を動かさないようにして、すみやかに受診するか救急受診する
胸・腹	呼吸のたびに激しく痛む、痛みがだんだん強くなるなどの症状があれば、内臓損傷の可能性がある。水は飲ませず救急受診する

ようすがおかしい：観察

やけどした

● 類似の症状

火傷／熱傷

● 対応のポイント

- 応急処置は冷やす。
- 皮膚が薄く、抵抗力が低い高齢者は重症化しやすい。
- やけどが大きい、水ぶくれが破れた、やけどした皮膚が白っぽい、熱い空気を吸いこんだときはすぐに受診する。

● 医療職に伝えること

☐ バイタル（体温、脈拍、呼吸、血圧）
☐ 意識はあるか
☐ 呼吸状態はどうか
☐ やけどの部位、大きさ、色、水ぶくれのふくらみかた
☐ 水ぶくれはあるか、破れているか
☐ 痛みはあるか、痛みの程度はどうか
☐ やけどした状況と原因（直火、お湯、油か、それらの温度は）

観察：やけどした

● 対応アルゴリズム

```
患部を冷やす
   ↓
やけどが体表面積の20％以上またはⅡ度以上か
   ├─ はい → 救急受診する
   └─ いいえ → 手のひら全体より大きいか
                ├─ はい → なるべく早く受診する
                └─ いいえ → 医師・看護師に相談する
```

> やけどは初期対応が肝心です。まずは患部を冷やすことに努めましょう。医師や看護師への連絡はその後でもかまいません。

● これだけはやっておく

1) やけどの大きさ、部位、程度、原因を確認する

- やけどは手のひら全体より「大きい」か「小さい」か。
- 手のひら全体を体表面積の1％程度と換算して対応する。

2) 手のひら全体より大きいとき

- 重症と判断し、冷やしながらすぐに受診する。
- 熱湯や油を衣服の上からかぶったときは思わぬところにかかっていることがあるので、からだ全体をよく観察する。
- やけどが広範囲に及ぶ場合は、流水で冷やすと体温が下がりすぎるので、ぬれたバスタオルで全身をくるみ、その上から毛布で保温する。
- 体表面積の20％以上やⅡ度以上のときは救急車を呼ぶ。

3) 手のひら全体より小さいとき

- 強い水流が直接当たらないように洗面器などに患部をつけて、水を流しながら患部が冷たくなり、痛みを感じなくなるまで冷やす。
- 衣服（靴下やおむつを含む）は無理に脱がさず、上からシャワーをかける。
- 流水をかけられないときは、水でぬらしたタオルや冷却

剤で冷やす(冷却シートは不可)。
- ガーゼでおおうなどの保護は必要ないが、大きな水ぶくれができたときは、破れないように患部を滅菌ガーゼやドレッシング材などで保護し、受診する。

ワンポイントアドバイス

やけどの大きさ(9の法則)
- やけどの面積は、陰部以外の場所を9%として計算する。

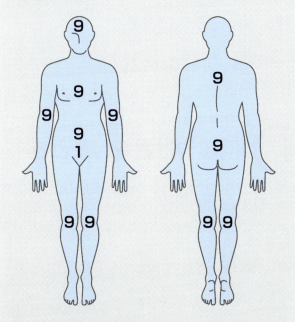

- 11か所の9%と陰部の1%を足して100%となる。
- 頭部は顔面、頸部を含めて9%で、顔面だけなら

4.5%。上肢はすべて含めて9%で、片面だけなら4.5%。下肢は前面9%、後面9%、または大腿9%、下腿9%とすることもできる。
- 高温で広範囲（20～30%）のやけどはショックを引き起こすことがある。
- 高齢者は10～15%でも命にかかわることがある。

やけどの程度（分類）

度数	深度	外観	症状	治療期間
Ⅰ度	表皮	発赤、皮膚表面の発疹	疼痛、灼熱感	数日
Ⅱ度	真皮	水ぶくれ、皮膚の表面がくずれる	強い痛み、灼熱感	1～2週間
Ⅲ度	皮下組織	皮膚が蒼白、弾力性がない	痛みや皮膚の感覚がない	1か月以上（皮膚移植が必要な場合も）

④ 低温やけどをしたとき

- 使い捨てカイロやアンカなどを長時間あてたために、皮膚の損傷が深くまで到達して重症化する危険がある。
- 小さくても深くまでやけどしていることがあるので注意する。
- まひや糖尿病、足先の感覚が鈍っていると起こりやすい。
- 応急処置はほかのやけどと同じ。

寒くないよう環境を整えることに気が向きがちで、とくに寝たきりや自己申告がむずかしい人では低温やけどにも注意してあげなくてはいけません。定期的な観察を怠らないようにしましょう。

観察：やけどした

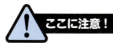 ここに注意！

衣服を無理に脱がさない

- 皮膚が衣服にくっついていることがある。
- 無理に脱がすと皮膚がはがれる。

水ぶくれをつぶさない

- つぶれた皮膚から細菌感染する危険がある。

アロエや味噌、油を塗らない

- 民間療法は細菌感染の危険があるので絶対やらない。

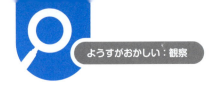

ようすがおかしい：観察

皮膚が赤い、腫れ・ブツブツ、むくみがある

● 類似の症状

やけどした／感電した／かぶれた／皮がめくれた

● 対応のポイント

- 皮膚の異常には、外傷、感染症などさまざまな原因がある。
- 出血や傷、皮膚のめくれなどの外傷がないか確認する。
- おむつかぶれや褥瘡（床ずれ）と区別する。
- 皮膚の状態を観察して医療職につなぐ。

● 医療職に伝えること

☐ バイタル（体温、脈拍、呼吸、血圧）
☐ 意識はあるか
☐ 低温やけどをしているか
☐ 感電の可能性はないか
☐ かぶれやブツブツはあるか、部位と範囲（広い、狭い、面積）、色

観察：皮膚が赤い、腫れ・ブツブツ、むくみがある

□ 皮膚がめくれている場合、表皮だけか、深い部分まで
　えぐれているか
□ 虫刺されのあと、動物にかまれたあとなどはあるか

● **対応アルゴリズム**

これだけはやっておく （次ページ）

次のうちどれか
1つでも当てはまるか
- 感電の疑い
- 広範囲のやけど
- 出血
- 一目でわかる外傷

当てはまる　　当てはまらない

▶ **観察：けがをした（p.160）**

医師・看護師に
相談する

こんな病気・原因が考えられる

低温やけど、感電、皮膚炎、蕁麻疹、帯状疱疹、蜂窩織炎、帯状疱疹後神経痛、薬疹、表皮剝離、虫刺症、動物咬傷

● これだけはやっておく

皮膚の状態を観察する

- 皮膚の状態を大まかに確認する。
- 皮膚に異常が現れる直前にしていたことを本人や周りの人から聞き取る。
- **皮膚の状態と考えられる病気・症状**

状態	病気・症状
皮膚がうっすら赤く、時間がたっても消えない	低温やけど
痛みや不快感を伴う	低温やけど、帯状疱疹（たいじょうほうしん）、蜂窩織炎（ほうかしきえん）、虫刺され、動物にかまれた
赤いブツブツがある	帯状疱疹、蕁麻疹（じんましん）
水ぶくれができている	低温やけど、帯状疱疹
丘疹（きゅうしん）がみられる	虫刺され
赤みはないが腫れたようにふくれている	むくみ（浮腫（ふしゅ））

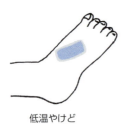

低温やけど

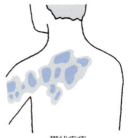

帯状疱疹

観察：皮膚が赤い、腫れ・ブツブツ、むくみがある

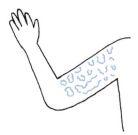
蕁麻疹

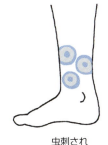
虫刺され

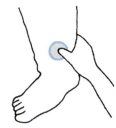
むくみ

皮膚のトラブルは、さまざまな形や大きさ、色調や熱感などを伴うため、医療職への報告や記録のしかたがむずかしいと感じる人も多いと思います。蜂巣織炎や帯状疱疹など、なるべく早く治療したほうがよい病気もあるので、そうした皮膚炎がどのような形状になるのか、インターネットの画像検索などで見ておきましょう。

2) 低温やけどが疑われるとき

- 外傷がなくうっすら赤い、痛みやジンジンする不快感がある。

- 足や腰、おしりなど下半身が低温やけどしやすい。
- 使い捨てカイロ、湯たんぽを使っていた、こたつや電気カーペットで暖をとっていた、からだの片側だけヒーターにあたっていた。
- 水で冷やしても効果はないのでなるべく早く受診する。

3 帯状疱疹や蕁麻疹が疑われるとき

- 皮膚に異常が現れる2～3日前から、からだの片側に帯状に痛みがある場合、帯状疱疹が考えられる。
- 帯状疱疹が疑われるときは、すみやかに受診する。
- 強いかゆみを伴うときは蕁麻疹が疑われる。氷などで患部を冷やしてようすをみる（次回受診時に医師に報告する）。1日たってもおさまらないときは受診する。
- 意識や呼吸状態が悪いときは「第1章 救命処置」を参照する。

4 その他の可能性を考慮し適切な対応をする

- 皮膚にハチなどの針が残っていないか観察し、残っていたら取り除く。腫れがひどい、発熱や倦怠感があるときはすみやかに受診する。意識や呼吸状態が悪いときはアナフィラキシーショックの可能性があるので、「第1章 救命処置」を参照する。

観察：皮膚が赤い、腫れ・ブツブツ、むくみがある

衣類を綿から化繊に変えたことが、皮膚の赤みとかゆみの原因だったことがありました。高齢者の肌は環境の変化に敏感になっています。

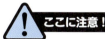

帯状疱疹を放置しない

- 帯状疱疹を放っておくと、帯状疱疹後神経痛や顔面神経まひ、難聴などの後遺症が残りやすい。すみやかに受診する。

ようすがおかしい：観察

薬をまちがえて飲んだ

● 類似の症状

誤薬(ごやく)した／他人の薬を飲んだ／薬を2回分以上飲んだ／薬を飲み忘れた

● 対応のポイント

- 誤薬は介護現場で起きやすい事故。
- 場合によっては命の危険につながることもある。医師や看護師に必ず報告する。
- 何の薬を誤って飲んだか明らかにする。

● 医療職に伝えること

- [ ] バイタル（体温、脈拍、呼吸、血圧）
- [ ] 誤薬の状況（何を飲んだのか、時間、量、種類）
- [ ] 意識はあるか
- [ ] ショック症状、頭痛、動悸(どうき)、吐き気・嘔吐、ふらつき、ぜんそく発作、そのほかふだんと異なる体調の変化はあるか
- [ ] 持病や服用している薬はあるか

● 対応アルゴリズム

バイタルを確認する

飲んだ薬を調べて医師・看護師に連絡する

全身状態を確認する

昏睡やショック症状があれば、なるべく早く受診する

● これだけはやっておく

1) バイタルを確認する

- バイタルを確認する。
- 口腔内(こうくうない)に残っていたら吐き出させる。

2) 飲んだ薬を調べる

- 誤って飲んだ薬、量、飲んだ時間を調べ、医師や看護師に連絡する。
- 飲んだ薬は本人に確認するか、残された薬の包装シートで確認できる。

3) 全身状態を観察する

- 頭痛、吐き気、気分の不快、意識レベルの低下など、全身状態を観察する。
- 半日〜1日程度は注意して観察を続ける(低血圧、低血糖、ふらつき、転倒、傾眠傾向など)。

観察：薬をまちがえて飲んだ

ワンポイントアドバイス

1回に飲む薬の量をまちがえたとき
- 何を飲んだのか調べて医師に連絡する。
- 多く飲んだ、少なく飲んだ、飲み忘れたときの服薬のしかたを医師に相談する。

介護現場で誤薬を防ぐポイント
- 介護現場では服薬管理が大事。
- 認知症の人は服薬の自己管理がむずかしいことがある。
- 誤薬を繰り返すようなら服薬のしかたを変える。
- お薬カレンダーの活用、一包化、服用を1日1回にまとめるなど、患者本人の状況や環境に合わせて工夫する。

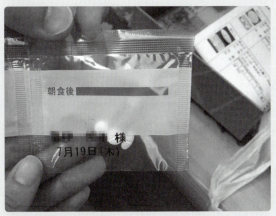

朝食後に飲む数種類の薬をまとめて1袋にする（一包化）

- 誤薬が起きたことをスタッフ全員で共有し、再発防止に努める。

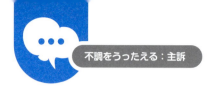

不調をうったえる：主訴

息が苦しい

● 類似の症状

- 呼吸困難／息ができない・吐けない／息切れする／呼吸が苦しい

● 対応のポイント

- 持病の悪化や誤嚥（ごえん）が原因で起こる。
- 突然の呼吸困難やふだんとようすが違う場合は緊急性が高い。

● 医療職に伝えること

☐ バイタル（体温、脈拍、呼吸、血圧、経皮的動脈血酸素飽和度）
☐ 意識はあるか
☐ 呼吸は浅いか、深いか、無呼吸状態はあるか
☐ 息が吸いにくいのか、吐きにくいのか、その両方か
☐ 顔色や唇、つめの色はどうか（チアノーゼの有無）
☐ 口やのどにたんや食べ物の残りなどはあるか、誤嚥したようすはあるか
☐ せきこみはあるか
☐ 持病や服用している薬はあるか

主訴：息が苦しい

● 対応アルゴリズム

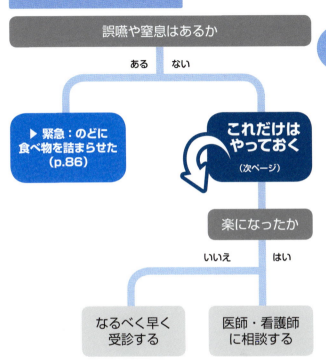

こんな病気・原因が考えられる

誤嚥、呼吸器系疾患（気管支喘息、肺炎、肺結核、肺気腫など）、循環器系疾患（急性心筋梗塞、狭心症など）、神経系疾患（不安神経症など）

● これだけはやっておく

1) 衣服をゆるめて楽な姿勢をとらせる

- 衣服をゆるめて呼吸しやすくする。
- 背中をさするなどして安静にする。

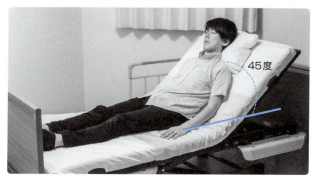

ファーラー位（半座位）

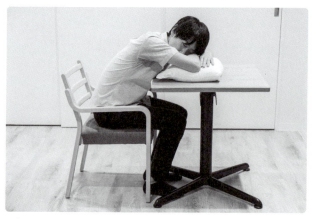

起座位

主訴：息が苦しい

2) 呼吸状態を観察する

- 呼吸数や深さ、胸や腹の動き、全身状態を観察し、医師に連絡する。
- 観察ポイント

呼吸数	1分間の呼吸数
深さ	浅い、深い
大きさ	ハッハッと小刻み（小さい）、深呼吸様（大きい）
リズム	規則正しい、浅い呼吸と大きく息を吸いこむ呼吸を繰り返すなど不規則

- 息苦しさがおさまらない場合は救急受診する。

3) 原因がわかったら

- 呼吸困難以外の症状を確認し、原因がわかったら原因をとり除く。
- 窒息の場合は「緊急：のどに食べ物を詰まらせた」（p.86）を、激しいせきで息ができないときは「観察：せき・たんがひどい」（p.124）を参照する。

ここに注意！

高い枕を使わない

- 首が前に曲がって気道をせばめ、呼吸をさまたげる。

自己判断で酸素吸入しない

- 酸素吸入や酸素流量の増量は医師の指示で行う。

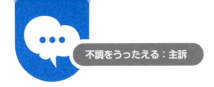

不調をうったえる：主訴

胸が痛い

● 類似の症状

胸痛がする／胸が苦しい／胸がしめつけられるようだ

● 対応のポイント

- 苦痛や異常のうったえは個人差がある。息をすると痛む・苦しいような呼吸器の不調のほか、胸がムカムカする、胸焼けするなど消化器の不調を胸が痛いと表現する人もいる。
- 心臓や肺のトラブルに備える。命にかかわるのですみやかに対応する。

● 医療職に伝えること

- [ ] バイタル（体温、脈拍、呼吸、血圧）
- [ ] 意識はあるか、呼吸状態はどうか
- [ ] どの部分が痛むのか
- [ ] いつから痛むのか、突然起こったのか
- [ ] 痛みはどれだけ続いているか、だんだん強くなっているか
- [ ] 痛みが起こるのはどんなときか（何かしているとき、横になっているときなど）

主訴：胸が痛い

● 対応アルゴリズム

これだけはやっておく （次ページ）

痛みの程度はどうか

- 激しい → **救急受診する**
- 強い／それほどでもない → 痛みは一時的か継続的か
  - 継続的 → なるべく早く受診する
  - 一時的 → 医師・看護師に相談する

2 ファーストエイド

こんな病気・原因が考えられる

循環器系疾患（狭心症、心筋梗塞、大動脈解離）、呼吸器系疾患（肺血栓塞栓症、肺梗塞症）、消化器系疾患（逆流性食道炎、胆石）、肋骨骨折、帯状疱疹

ワンポイントアドバイス

心筋梗塞で痛む部位

奥歯や下あご、胸の中央、左胸、心窩部（みぞおち）、胃、腹部、左肩、背中などに痛みが現れることがある。

● これだけはやっておく

1) 衣服をゆるめて楽な姿勢をとらせる

- 衣服をゆるめて呼吸しやすくする。
- 座位またはセミファーラー位、介護ベッドを使っているときはギャッチアップして本人が楽な姿勢にする。

> 胸痛は、一刻を争う心筋梗塞など重篤な病気の初発症状でもあることから、危険な病気の可能性をつねに意識する必要があります。胸痛以外に血圧や脈、酸素飽和度なども参考にして危険な徴候を見のがさないでください。

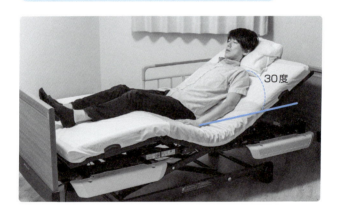

30度

主訴：胸が痛い

- 吐き気があるときは回復体位（側臥位）にする。

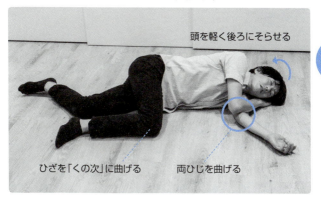

頭を軽く後ろにそらせる
ひざを「くの字」に曲げる
両ひじを曲げる

 薬を使う

- ニトログリセリンなど、医師に指示された薬があるときは使う。
- 薬を使ってもあまり効果がないときは、心筋梗塞に移行している可能性があるので、すみやかに医師に連絡して指示をあおぐ。

 ここに注意！

自己判断で薬を飲ませない

- 医師の指示なく、勝手に薬を与えない。

不調をうったえる：主訴

腹痛

類似の症状

- 腹が痛い／吐き気・嘔吐（腹部症状）を伴う腹痛

対応のポイント

- 急激で、腹部を軽く押したり触ったときだけ痛みをうったえるときは救急処置が必要。
- 嘔吐を伴って周期的に波のように押し寄せる腹痛の多くは消化器が原因。
- 吐き気・嘔吐を伴うときは誤嚥や窒息に注意する。
- 胃腸の感染症による腹痛の場合、吐しゃ物や便による感染の拡大を防ぐ。

医療職に伝えること

- [ ] バイタル（体温、脈拍、呼吸数、血圧）
- [ ] 痛みや吐き気はいつからか（突然か、ずっとか）。どこが、どのように痛むのか
- [ ] 痛みや吐き気は持続的か、間欠的か（どんなときに強くなるか、嘔吐の回数）
- [ ] 排便はあるか（下痢、便秘はあるか）、最後に排便したのはいつか

主訴：腹痛

- [ ] 食事はいつ、どんなものを食べたか
- [ ] 腹部が板のように硬かったり、張っているか
- [ ] 吐いた量や性状、色、血液などの混入物、においは
- [ ] 吐血や下血(とけつ)はあるか
- [ ] 冷や汗、顔色は青白いか（チアノーゼやショック症状）、手足は冷たいか
- [ ] 腹部を強く打ったことはあるか
- [ ] 同じ症状をうったえる人が周りにいるか

● 対応アルゴリズム

楽な姿勢をとらせ、衣服をゆるめる

↓

吐いたか

- いいえ
- はい → 感染予防して吐しゃ物を清掃する

↓

痛みの程度はどうか

- 強い → なるべく早く受診する
- 中程度／弱い → 医師・看護師に相談する

これだけはやっておく（次ページ）

● これだけはやっておく

1) 楽な姿勢をとらせる

- ひざを立て、ひざの下にクッションをあててあお向けに寝かせる。

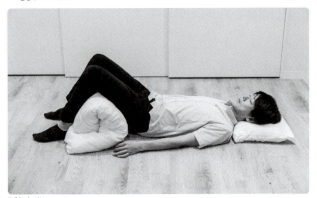

膝屈曲位

● 吐き気・嘔吐があるとき

体位	誤嚥や窒息の危険があるので、横向き（側臥位）に寝かせる
対応	背中をさすって吐けるだけ吐かせる（無理に吐かせない）
水分補給	吐き気・嘔吐が落ち着くまで控える

主訴：腹痛

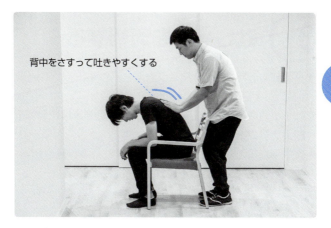

背中をさすって吐きやすくする

腹痛は消化管（おもに胃腸）の痛みとそれ以外の痛みに分けられます。消化管はつねに動いているので、その痛みも周期的に強くなったりおさまったりを繰り返すことが多いもの。痛みが数分おきくらいに出たり引いたりする場合には、消化管の痛みを考え、便秘やガスの貯溜がないか確認しましょう。

2 衣服をゆるめる

- 衣服やおむつをゆるめて腹部を楽にする。
- 腹部は温めたり冷やしたりしない。

吐しゃ物を清掃する

- 感染拡大を防ぐため、マスク着用、ディスポーザブル（使い捨て）手袋で処理する。
- 吐しゃ物は袋に入れて密封、汚れたものや床は次亜塩素酸ナトリウムで拭く。
- 食中毒が疑われるときは、原因と思われる食品や容器、包装紙などを保管しておく。

> **ワンポイントアドバイス**
>
> ## 腹痛で考えられる病気
>
>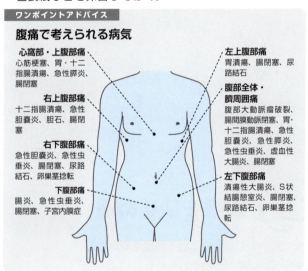
>
> **心窩部・上腹部痛**
> 心筋梗塞、胃・十二指腸潰瘍、急性膵炎、腸閉塞
>
> **右上腹部痛**
> 十二指腸潰瘍、急性胆嚢炎、胆石、腸閉塞
>
> **右下腹部痛**
> 急性胆嚢炎、急性虫垂炎、腸閉塞、尿路結石、卵巣茎捻転
>
> **下腹部痛**
> 腸炎、急性虫垂炎、腸閉塞、子宮内膜症
>
> **左上腹部痛**
> 胃潰瘍、腸閉塞、尿路結石
>
> **腹部全体・臍周囲痛**
> 腹部大動脈瘤破裂、腸間膜動脈閉塞、胃・十二指腸潰瘍、急性胆嚢炎、急性膵炎、急性虫垂炎、虚血性大腸炎、腸閉塞
>
> **左下腹部痛**
> 潰瘍性大腸炎、S状結腸憩室炎、腸閉塞、尿路結石、卵巣茎捻転

主訴：腹痛

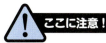
ここに注意！

鎮痛薬や下剤、下痢止め、吐き気止めなどを安易に飲ませない

- 症状がわからなくなり、診断が遅れることもある。

吐くのをがまんさせない

- 症状が悪化することがある。

ワンポイントアドバイス

急激な腹痛の場合

- 腹腔内の臓器の炎症や、出血が原因の急性腹症の可能性があるので救急受診する。
- 臓器の破裂、穿孔、腹腔内出血、イレウス、結石などの疑いがある。

痛み以外の観察ポイント

- 高齢者は痛みの感覚が鈍っていることが多く、認知症では痛みをうったえられない場合もある。腹部の張りや嘔吐などの症状も観察する。
- 心筋梗塞など腹部以外の疾患や障害でも、腹痛として現れる場合がある。

こんな病気・原因が考えられる

消化器系疾患（胃炎、胃・十二指腸潰瘍、胃潰瘍、腸閉塞、虫垂炎、胆石など）、循環器系疾患（心筋梗塞など）、泌尿器系疾患（尿路結石など）、感染症（細菌性胃腸炎、ウイルス性胃腸炎、食中毒など）

不調をうったえる：主訴

食欲がない

● 類似の症状

- 食欲低下／食べたくない／急に食べなくなった／食が細くなった

● 対応のポイント

- 急な食欲低下は病気が原因のこともある。
- 精神的なストレスも食欲低下の原因になる。
- 食欲がなくなると、吐き気・嘔吐、脱水などがみられる。長引くと命にかかわる。

● 医療職に伝えること

- [ ] バイタル（体温、脈拍、呼吸、血圧）
- [ ] 食欲がないのはいつからか（急にか、徐々にか）、空腹感はあるか
- [ ] 食欲低下の程度は（「少し」「飲み物だけ」「まったく食べられない」など）
- [ ] 食べたいのに食べられないのか、食べたくないのか
- [ ] 腹部膨満感、胸焼け、胃痛、吐き気・嘔吐、下痢、便秘はあるか
- [ ] 口腔内に傷や潰瘍などはあるか

主訴：食欲がない

● 対応アルゴリズム

```
┌─────────────────────────┐
│     一時的か継続的か      │
└─────────────────────────┘
      継続的    一時的
                   │
         ┌─────────────────────┐
         │ 原因と考えられる       │
         │ 次のような病気や症状はあるか │
         │  ● 吐き気・嘔吐  ● 口腔内のトラブル │
         │  ● 下痢や便秘    ● 頭痛          │
         │  ● 発熱          ● めまい        │
         │  ● 脱水          ● 神経症状 等   │
         └─────────────────────┘
              ない    ある
```

| 医師・看護師に相談する | なるべく早く受診する |

高齢者の場合、食欲には体調や病気の影響、認知機能や精神状態の影響、嚥下機能や歯・口腔内の問題などが複雑に関係していることがあります。これらを総合的に意識しながら、なぜ食べられないのかを評価していきましょう。

● **これだけはやっておく**

1) 横になって楽な姿勢をとる

- 胃痛や吐き気・嘔吐があれば回復体位をとる。

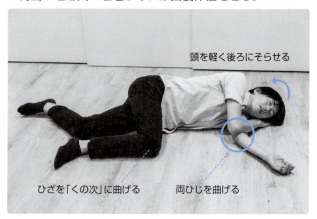

頭を軽く後ろにそらせる
ひざを「くの次」に曲げる
両ひじを曲げる

2) 観察して医師・看護師に相談する

- 2食程度続けて食欲がないなら、医師や看護師に相談する。
- 食欲低下以外に、腹部膨満感や胸焼け、胃痛、吐き気・嘔吐、下痢、便秘、口腔内の傷や口内炎などの症状や異常がないか観察する。
- 食欲低下が続き、1年で10%以上の体重減少がある場合、病気が隠れている可能性が高い。

主訴：食欲がない

体調以外に、精神面が食欲に大きく影響することがあります。食欲がないときは献立や時間にとらわれず、好きなもの・食べたいものを本人に聞いてみるのもよいでしょう。

 ここに注意！

無理に食べさせない

- 誤嚥の危険がある。

ワンポイントアドバイス

ふだんの食行動を観察する
- 食が細い、食べたり食べなかったりなど、人によって食行動は異なる。
- ふだんの傾向をつかみ、具体的に異なる状態に気づいたら、医師・看護師に相談する。

不調をうったえる：主訴

頭痛

● 類似の症状

頭が痛い

● 対応のポイント

- 片頭痛と区別する。
- くも膜下出血など命にかかわる病気が原因の頭痛もある。
- 「バットで殴られたような」「これまで経験したことがない」痛みには要注意。
- 急に起きた激しい痛みのときには、ようすをみたりせずすぐに救急車を呼ぶ。

● 医療職に伝えること

☐ バイタル（体温、脈拍、呼吸、血圧）
☐ 意識はあるか
☐ 突然起こったのか、急に痛くなったのか
☐ いつから痛いのか
☐ どこがどのよう痛むのか（割れそう、しめつけられる）
☐ 手足の脱力はあるか
☐ 吐き気はあるか
☐ （転ぶなどして）頭にこぶや出血はあるか

主訴：頭痛

● 対応アルゴリズム

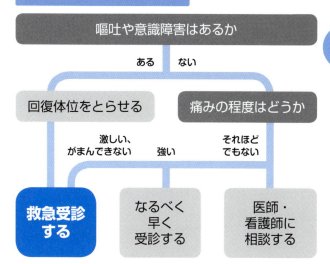

こんな病気・原因が考えられる

くも膜下出血、脳内出血、髄膜炎、急性緑内障、片頭痛発作

● これだけはやっておく

1) 頭を動かさないようにして安静を保つ

- 衣服をゆるめ、頭を動かさないようにして、楽な姿勢をとらせる。

2) 吐き気がある場合は、顔を横に向ける

- 誤嚥(ごえん)を防ぐために顔を横に向け、吐(と)しゃ物(ぶつ)や口に入っているものを出させる。
- 口腔内(こうくうない)に残っている場合は指でかき出す。

3) 嘔吐や意識障害を伴うとき

- 脳血管障害が疑われるので、むやみに動かさず救急車を呼ぶ。
- からだにまひがある場合は、まひ側の手足を上にして回復体位をとる。

主訴：頭痛

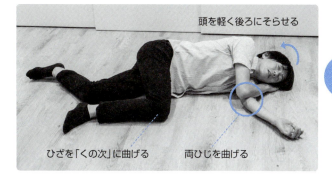

頭を軽く後ろにそらせる
ひざを「くの次」に曲げる
両ひじを曲げる

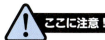

無理に飲食させない、薬を飲ませない

- 飲食させると、気分が悪くなったり吐くことがある。
- 医師の指示なく、痛み止めなどの薬を飲ませない。

歩かせない、車いすで移動しない

- 血圧が急変する危険があるので、受診するときもストレッチャーなどに寝かせた姿勢で移動する。

ワンポイントアドバイス

ふだんと違う頭痛に注意
- 頭痛もちの人は、重大な病気が原因の頭痛を見逃しがち。
- いつもと痛みや場所が違う、いつも飲んでいる薬が効かないときはすぐに受診する。

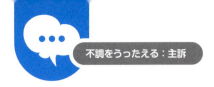

不調をうったえる：主訴

めまいがする

● **類似の症状**

フラフラする／目がグルグル回る／立ちくらみする

● **対応のポイント**

- 「脳の病気」が原因のめまいと、「聴覚器官（耳）の病気や異常」が原因のめまいがある。
- 脳血管障害や脳腫瘍などが原因のめまいは要注意。

● **医療職に伝えること**

- ☐ バイタル（体温、脈拍、呼吸、血圧）
- ☐ いつからめまいがあるか、どれくらい続いているか
- ☐ めまいの種類はどうか
- ☐ 頭痛、手足のしびれ、運動まひ、からだ体が宙に浮いているような感じ、ふらつきはあるか、言葉は出るか
- ☐ 持病や服用している薬はあるか

主訴：めまいがする

対応アルゴリズム

これだけはやっておく (次ページ)

頭痛や吐き気、手足のしびれ、舌のもつれはあるか

- ある → なるべく早く受診する
- ない → 難聴や耳鳴り、回転性めまいがあるか
  - ある → なるべく早く受診する
  - ない → 医師・看護師に相談する

2 ファーストエイド

こんな病気・原因が考えられる

椎骨脳底動脈循環不全、脳幹や小脳の出血、脳血管障害、脳幹・小脳梗塞、脳腫瘍、聴神経腫瘍、突発性難聴、メニエール病、前庭神経炎、起立性低血圧、起立性調節障害、薬によるめまい、高血圧、うつ病、ストレス、疲労、睡眠不足

● これだけはやっておく

安静にする

- 安静にして、刺激を与えないようにする。
- 倒れてけがをしないよう、いすなどに座っていたら寝かせる。
- 本人の楽な姿勢をとらせる。

意識とバイタルを確認する

- 意識レベルとバイタルサインを確認する。
- めまいの種類を観察する。

めまいの種類	症状
回転性めまい	難聴や耳鳴り、耳が詰まった感じがする。自分自身や周囲がグルグル回る感覚になる
浮動性めまい（緊急性が高い）	からだが宙に浮いているような感じでまっすぐ歩けない。頭痛、手足のしびれ、運動まひを伴うことがある
立ちくらみ	立ち上がった瞬間に血の気が引き、目の前が暗くなる

ようすをみる

- 頭痛、手足のしびれ、運動まひ、言葉が出てくるか、ふらつきなどのめまい以外の症状を確認する。
- 吐き気があったり、嘔吐しているときは回復体位をとる。

主訴：めまいがする

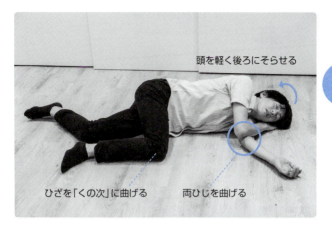

頭を軽く後ろにそらせる
ひざを「くの字」に曲げる
両ひじを曲げる

めまい以外があれば医師に連絡

- めまい以外の症状があれば医師に連絡して指示をあおぐ。
- 脳血管障害や脳腫瘍のおそれがある。

 ここに注意！

薬を飲ませない

- 医師の指示なく、頭痛薬や吐き気止めなどを飲ませない。
- 症状がわからなくなる。

あお向けに寝かせない

- 吐いて窒息するおそれがある。

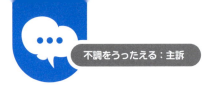

眠れない

● 類似の症状

不眠／寝た気がしない／寝つきが悪い／すぐに目が覚める

● 対応のポイント

- 不眠とは「寝つきが悪い」「眠っても何度も目が覚める」「熟睡できない」状態で、睡眠の充足感が得られず、生活に支障がある状態をいう。
- 夜間不眠によるせん妄の可能性もある。「観察：行動・ようすが変だ」(p.108)を参照する。
- 睡眠をさまたげる行動・要因

行動・要因	対策
30分以上の昼寝	15～20分が適切
不規則な起床・就寝時間	規則正しい起床・就寝時間を心がける
ベッドで長時間すごす	昼間は個室から出て、リビングなどでみんなとすごす
就寝前にお酒、コーヒーや緑茶などを飲む	アルコールは眠りが浅くなる。カフェインは覚醒作用がある
就寝前の運動	興奮して寝つけなくなる
就寝前の興奮	寝る前のテレビやパソコンは光の刺激が不眠の原因になる
不適切な寝室環境	明るすぎ、暑い、寒い、湿度が高い

主訴：眠れない

● 不眠の5つの原因

原因	内容
身体的	パーキンソン病などの中枢神経系疾患、脳梗塞などの脳器質性疾患、不整脈などの循環器系疾患、気管支喘息などの呼吸器系疾患、逆流性食道炎などの消化器系疾患、皮膚炎などの皮膚疾患がある
生理学的	時差ぼけ、昼寝しすぎ、不適切な睡眠環境など
心理学的	精神的ストレス、恐怖体験、死別などの喪失体験など
精神医学的	うつ病、統合失調症など
薬理学的	アルコール、向精神薬、インターフェロン、降圧薬など

● 医療職に伝えること

- [ ] どのように眠れないのか（p.215のワンポイントアドバイス参照）
- [ ] 昼間に眠気はあるか
- [ ] 大きないびきをかいているか
- [ ] 痛みやかゆみ、トイレが近いなどの原因はあるか
- [ ] 生活リズムに乱れはあるか
- [ ] ストレスや不安、悩みなどはあるか
- [ ] 薬がきれたなどの変化はあるか

こんな病気・原因が考えられる

うつ病（不眠の背景に抑うつ、精神的ストレスがある場合）、認知症

● 対応アルゴリズム

対応のポイント「睡眠をさまたげる行動・要因」
のどれかひとつでも当てはまるか

はい　　いいえ

対応のポイント「不眠の5つの原因」の
どれかひとつでも当てはまるか

いいえ　　はい

これだけは
やっておく

医師・看護師
に相談する

不眠には日中の覚醒状況や日光浴の有無も影響するので、安易に睡眠薬を使用する前に、1日の生活リズムや覚醒状態をみながら、日中の覚醒を続けられるように工夫してみましょう。

● これだけはやっておく

1) 安眠できる環境を整える

● 睡眠をさまたげる行動・要因をチェックする。

主訴：眠れない

- 生活リズムを整える、就寝前に心安らぐ音楽を聴く、寝室の明るさ、室温、寝具などの環境を整える。

② 改善しなければ医療職に相談する

- 1〜2週間試して改善しなければ、医師や看護師に相談する。
- 本人が不眠を気にしていて、眠れないとうったえる日が週に2〜3回以上、1か月以上続いている場合は受診する。

不眠が体調不良やせん妄につながることがあります。睡眠安定薬や導入薬を使う場合もあるでしょうが、夜間の転倒などリスクも少なからず発生してしまいます。昼間に散歩する、からだを動かすなど生活を振り返ることも大切です。

ワンポイントアドバイス

不眠のタイプ

入眠障害	床についてもなかなか（30分〜1時間以上）寝つけない
中途覚醒	いったん眠りについても、夜中に何度も目が覚める
早朝覚醒	目覚ましよりも2時間以上早く起きてしまい、その後眠れない
熟眠障害	睡眠時間のわりにぐっすり眠った感じがしない

災害時の急変に備える

　大地震をはじめ、台風や集中豪雨による水害発生時などでの高齢者の急変、電気や水などのインフラを失ったり、医療従事者や救急体制との連絡がとぎれ、治療を受けられなくなった場合にも備えておきたいものです。
　家族や介護者は要介護者本人に最も近い存在です。災害に遭遇したとき、インフラが断たれたとき、ふだん行っている治療や介護は引き続き行えるか、本人の病気や状態はどう変化するのかを予想し、備えておくことが大切です。

災害の種類と災害サイクル

- 災害とは異常な自然現象や人為的原因によって、人命や人々の経済・社会生活が受ける被害をいう。「自然災害」「人為災害」「特殊災害」に分けられる。

自然災害	台風、集中豪雨、洪水、地震、津波、雷、火山噴火、豪雪、雪崩、干ばつ、森林火災、寒波など
人為災害	化学物質事故、都市大火災、ビル／地下街災害、炭鉱事故、交通災害（航空機・列車・船舶事故など）、工場の爆発事故、マスギャザリング（群衆によって起こる災害。建物の崩壊や人々の将棋倒しなど）災害など
特殊災害	放射能漏出事故、重油流出事故、有毒化学物質の飛散、NBCテロ（核物質・放射能、細菌・ウイルス、毒ガスなどの化学物質）、伝染病の世界的流行、戦争など

- 災害サイクルは大きく5期に分けられる。起こりやすい急変や病気はサイクルで異なる。

超急性期	災害発生から72時間
急性期	災害発生から1週間
亜急性期	災害発生から3週間
慢性期・復興期	災害発生から数か月・数年
静穏期（災害準備期）	災害が起きていない時期

超急性期・急性期の急変対応

- 骨折や打撲、出血、やけどなどの外傷が多い。
- インフラやライフラインを失うため、電源が必要な医療機器が使

えなくなる。携帯用の医療機器、予備バッテリーや酸素ボンベが必要になる。

電動ベッドが動かず上体を起こせなくなったら？ 手動で起こす方法は？ 日常の介護での動作ひとつひとつの見直しが大事です。

亜急性期の急変対応

- 避難所での慣れない生活で転倒が多発する。
- 避難所では感染症が起きやすい。

おむつの人は清潔の保持がむずかしく、尿路感染症が起きやすいです。

- 足音がうるさい、寝床が硬いなどから不眠が生じる。
- ほこりっぽい環境から呼吸器の病気が増える。
- トイレが遠い、汚いなどの理由で水分を控え、脱水症状を起こす高齢者が多い。季節によっては室内での熱中症も起こる。
- 車中泊する人では急性肺血栓塞栓症(エコノミークラス症候群)の危険がある。
- ふだん飲んでいる薬を飲みつくす人が出てくる。慢性疾患をもつ人、人工透析や酸素療法を受けている人は医師の診察を受け、薬の処方や適切な医療処置を受けられる医療機関を紹介してもらう。
- ふだんと異なる生活環境でのストレス、災害再発へのおそれや不安から、せん妄などが発生する。

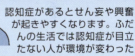

認知症があるとせん妄や興奮が起きやすくなります。ふだんの生活では認知症が目立たない人が環境が変わった途端に顕著になった例も。

慢性期・復興期の急変対応

- 避難所や仮設住宅で感染症が発生しやすい。
- 生活習慣病がきっかけの急変、将来の不安や避難生活のストレスが原因で精神疾患が増える。

静穏期、災害に備えたふだんからの備え

- 病名や病歴、ふだん飲んでいる薬などの情報を本人情報としてまとめておく。

東日本大震災ではどんな持病があるのか、飲んでいる薬が何かがわからず大変深刻な問題が起きました。

- 人工呼吸療法、酸素療法中の要介護者は外部バッテリー、携帯用・予備ボンベを、たんの吸引が欠かせない要介護者は手動式や足踏み式のたんの吸引器を確保しておく。
- 地方自治体（公共団体）では災害時要援護者対策として災害時要援護者リスト（名簿）を作成している。ひとり暮らしの高齢者や高齢者世帯、要介護認定者、身体障害者手帳所持者など、災害時に自力で避難ができず、周囲の支援を必要とする人を登録し、平常時には見守り、災害時には避難を支援するもの。住んでいる市町村に登録を申請する。

寝たきり状態やからだの不自由な要介護者を家族だけで運び出して避難するのは無理です。ぜひ災害時要援護者リストに登録を！

- 福祉避難所（二次避難所）の場所を確認しておく。福祉避難所とは、指定避難所に避難した被災者で避難所生活を続けることが困難な高齢者や障害者を受け入れる避難所。行政区内の高齢者施設、障害者施設、児童施設などに設けられる。受け入れ施設や対象者・収容人数などは地方自治体のWebサイトで確認できる。
- 地方自治体では災害時の要介護者や障害者支援マニュアルをWebサイトで公開している。たとえば東京都健康長寿医療センターでは災害準備・支援をまとめた冊子を公開している（https://www.tmghig.jp/research/topics/201511/）。

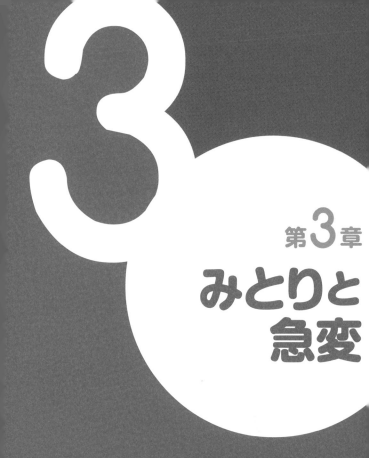

第3章
みとりと急変

死生観の変化や、高度成長期以降に急増したといわれる病院で亡くなることへの反動からか、近年、人生の最期をどこでどうむかえるかへの関心が高まっています。救命処置不要の意思表示をしている人が急変したら…、延命を望まない人の最期をどうみとればよいのか…。本章ではそんなとまどう家族や介護職へのアドバイスをまとめました。

延命を望まない人の急変対応

「自宅や介護施設で人生の終末期をすごしたい」「家族や親しい人に囲まれて最期を送りたい」。そう願って在宅医療（訪問診療）を選ぶ人が増えています。

第1章、第2章では高齢者や要介護者の急変時の対応方法を紹介してきました。急変に遭遇したらすみやかに救命処置や適切なファーストエイドを行って医療職につなぐ。これが介護現場での急変対応の鉄則です。しかし、治療で痛い思いはもうしたくない、医療機器を装着された状態で病院で逝きたくないと願う人には、**本人が望む対応**をすべきです。

「回復の見込みがないから治療しない」「余命が短いから急変対応しなくてよい」と周囲の者が決めつけてはいけません。本人と（合意できた）家族の希望が最優先です。

いずれ訪れる最期に備えて、要介護者本人と家族や介護・医療職は、終末期をどうすごしたいか（すごさせたいか）、急変時にどのような対応をしてほしいか（してあげたいか）を本人、家族とあらかじめ話し合って決めておきましょう。「縁起でもない」「切り出しにくい」などと遠慮したりひるんだりせず、本人の希望を確認しておくべきです。これを**アドバンス・ケア・プランニング**といいます。

そして、話し合いの結果、救命処置をせず最期を静かにむかえたい意思が固まり、家族も納得して、医療職や介護スタッフとも共有できたら――。急変にあわてて救急車を呼んだり、心肺蘇生をしたりしないよう、最終末期に向かう人のからだやこころに現れる変化を知っておきましょう。

　本章は本人や家族らが話し合って、**救命処置を希望しない、行わないと合意し、その意思表示をしている人の急変時の対応**を説明します。

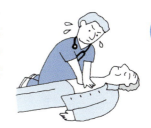

急変に備えておくこと

これからどうすごしたい（すごさせたい）か

- 要介護者本人がきちんと**意思表示できるうちになるべく早く話し合う。**
- 本人と家族、できれば医師や看護師などの医療職、介護スタッフをまじえて話し合う（その結果をできればメモなどの文書に残す）。

話し合ったプロセスが大事！ 延命治療を望む家族も療養生活が長くなるにつれ「これまでよくがんばった」「最期はわたしたちがみとります！」と気持ちが変わることも。

- 本人や家族の希望や意思は変わることがあるので、おりにふれて気持ちを確認する。
- 本人が話せない状態のときは、以前の意思を家族から聞きとる。
- 厚生労働省が、人生の最終段階における医療やケアについて話し合うとりくみを「人生会議」として、ガイドラインやヒアリングシートをWebサイトで公開している（「人生会議」で検索）。

介護施設への入居時に介護スタッフが意思をうかがうこともありますね。

心臓や呼吸が止まったときに備える

- 心臓や呼吸が止まったときの対応を、本人、家族から事前に聞いて、できればメモなど文書に残し、関係者と共有しておく。

「この間（の急変で）は大変でしたね、また同じことが起きたらどうしたいですか？」とタイミングをみて本人にストレートにうかがうことも多いです。

- 突発的な不整脈や事故ではなく病状の進行で心臓や呼吸が止まった場合、心肺蘇生を行っても蘇生しても、病状そのものが回復することはない。
- 人工呼吸や胸骨圧迫が本人の苦痛になる可能性がある。本人がそれらを望まないときは行わない。

話し合い結果の記録例

希望する すごしかた	できるだけ苦しまずおだやかにすごしたい
	家族に囲まれてすごしたい
すごしたい場所	病院
	介護施設
	自宅
	その他（　　　　　　　　　）
終末期に	（病状が進んで意思表示できなくなったとき）自分の代わりに治療やケアの方針を決めてほしい人
	付き添ってほしい人、いっしょにいてほしい人
希望する 治療やケア	必要な治療やケアを受けてできるだけ長く生きたい
	命が短くなる可能性はあってもいま以上の治療やケアは受けたくない
	その他（　　　　　　　　　）
心肺蘇生を	希望する
	希望しない
	いまは決められない

最期をむかえる人の状態と変化

- 多くの人は次のような変化がゆっくり起こるが、急に息をひきとる人もいる。
- 個人差があり、すべての人が同じ経過をたどるわけではない。

1週間前〜

- 眠っている時間が長くなっていく。
  - 夢と現実をいったりきたりする。
  - 言葉少なになる。発音がはっきりしなくなる
  - 見つめていることができなくなる。表情が乏しくなる。
  - 食べなくなる。水分をとらなくなる。
  - トイレに行けなくなる。
- がん患者は亡くなる直前まで意識がはっきりしていることがある。
  - 亡くなる前日まで会話できたり、数日前までトイレの自立や歩行が可能な人も多い。
- やっておきたいこと、話しておきたいこと、会っておきたい人がいればこの時期にしておく。

1、2日〜数時間前

- 声をかけても目をさますことが少なくなる。
  - ウトウト寝ている状態になる。
- のど元でゴロゴロ音がすることがある。
  - 唾液をうまく飲みこめなくなる。舌根が気道をふさいだりする。
  - 意識があって苦しいときは、水分を控えたり、たんを吸引する。
- 呼吸が浅く不規則になったり、呼吸のたびに肩やあごが動くようになる。
  - あえいでいるようにも見えるが、苦しいからではなく、自然な動きなのであわてず見守る。
- 手足の先が冷たく青ざめ、脈が弱くなる。

- チアノーゼや、くちびるに赤紫色の斑点が現れる。
- 頻脈や徐脈、不整脈などが現れ、酸素飽和度、血圧が低下する。

> ここであわてて119番通報しないこと。救急車を要請するということは救命処置のルートにのってしまうということです。筆者は、到着した救急隊員と直談判して搬送を中止してもらった経験が何度かあります。

ほかによくあるからだや意識の変化

- くちびるや口腔内が乾く。食べたり飲んだりすることが減り、飲みこみにくくなったり、むせたりする。
- 尿が少なく、濃くなる。
- 視力が低下する。
- つじつまの合わないことを言ったり、手足を動かすなど落ち着かなくなる。
- 食事や水分の摂取量が少なくなり、腸の蠕動も弱まるため便秘になりやすい。
- 最終末期に食事や水分がとれなくなるのは当然のこと。無理に与える必要はない。

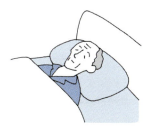

> 波が静かに引くように亡くなっていく方をおだやかに見守りましょう。

終末期に行われる医療と介護ケア

定期的にからだの状態を観察する

- 脈拍数や触れかた、手足の温かさ、表情、息づかい、呼吸のしかたなどからからだの状態を判断する。
- 観察やヒアリングを行って要介護者本人の希望や苦痛を聞き出す。

要介護者の苦しさに対応する

- 床ずれ、便秘、排泄の不自由など、本人の苦痛や介護家族の要望を聞く。
- からだの状態によっては薬の作用が強く出ることがある。予測される変化を前もって知り、備える。

本人の負担になる検査や治療を控える

- 採血やエックス線などの負担になる検査は必要最少限にする。
- 定期薬の服用もむずかしくなったり、必要なくなったりするので、薬の見直しを医師に相談する。
- 点滴でむくみや息苦しさが増し、心不全やたんの原因にな

苦痛にならないようたんを吸引するよう医師の指示が出ていることも。吸引中の苦痛が短くてすむよう手早く行います。

ることがある。
- 最近の終末期医療では水分摂取や点滴を控えることが多い。

日常生活を安楽にすごせるよう配慮する

- 本人の反応や表情をみながら楽な姿勢を探す。床ずれができないようマットを工夫したり、定期的にからだの位置を変える。
- からだをふいたり髪や手足をきれいにする。
- 腹部の張り具合などをみながら排便を調整する。負担のない排尿や排便の方法、頻度をさぐる。
- 快適な室温・湿度を保つ。エアコンからの送風が直接当たって乾燥しないよう気を配る。

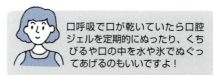

口呼吸で口が乾いていたら口腔ジェルを定期的にぬったり、くちびるや口の中を水や氷でぬぐってあげるのもいいですよ！

家族の心配や希望を聞き出す（介護職の場合）

- 介護職は家族の話に耳を傾けて気持ちの整理、だれにも話せない苦痛の軽減を図る。
- 介護職は家族の心配事が少なく、希望がかなうよう支援する。

終末期の変化と対応のQ&A

Q 堪えられないほどの強い痛みがある

- 痛みやつらさをやわらげるために鎮静薬で「眠っていて苦しくない状態」にすることが必要な人もいる。
- 多くの人は、痛みやつらさがやわらいだおだやかな状態で自然に眠っている時間が長くなっていく。

A 医療職に相談する

- 痛みやつらさが強ければ、医療職に相談し、鎮静薬や鎮痛薬の量を調整して苦痛がないよう対応してもらう。
- 深く眠っているときは苦痛を感じていないと考えられる。表情(みけんのしわなど)、息づかい、手足の動きなどを観察する。

Q せん妄が生じている、興奮している

- 「第2章 ファーストエイド」でとりあげた急変時のせん妄「観察:行動・ようすが変だ」(p.108)と終末期のせん妄とは種類が異なる。終末期に血中の酸素が少なくなったり、臓器のはたらきが弱ってからだが衰弱した結

果のせん妄は救命処置の対象ではない。
- がん進行患者では大半の人にせん妄が起こる。
- 終末期に一時的に興奮状態（不穏（ふおん））になる人もいる。

A ストレスを感じていないか確認する

- 何を話しているかわからない。
  - 時間や場所がわからなくなっても、家族がわからなくなることは少ない。
  - 本人が言うことを否定せずにつきあい、安心できるよう会話する。「誤りを正す」と本人の混乱を招くことがある。
  - 口の渇きやトイレをうったえてはいないか、不快さなどのストレスはないか確認する。
  - 話そうとしている内容を想像してみる。本当にあった昔のこと、気がかりなことや、しておきたいことはないか。
- せん妄や興奮状態にどう対応してよいかわからない。
  - 医療職を呼ぶ。
  - せん妄は本人のストレスが原因のことがある。痛みがある、おむつの状態が不快、照明がまぶしい、ベッドが硬いなど、原因を探る。
- がん患者のせん妄への対応。
  - 薬や医療用麻薬が原因のことも多いので医療職に相談する。
  - からだの痛みが強すぎて興奮状態になることもある。痛みをやわらげる十分な医療処置が必要。
  - 本人のこころの弱さや性格がせん妄の原因ではない。精神病や認知症、気がおかしくなったのではない。

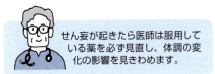
せん妄が起きたら医師は服用している薬を必ず見直し、体調の変化の影響を見きわめます。

飲食できない

- 病状が進んでくると、食事や水分をとる量が徐々に少なくなってくる。
- 食べなくても病状は悪化しない。食べる気持ちがないから食べないのではない。
- 点滴で水分や栄養分を入れてもうまく吸収できない。腹や胸に水がたまる、たんが増えてのどがゴロゴロする、むくみが増すなど苦しみが増すこともある。

A 食べたいものを食べたいときにあげる

- 体調によっても食べたいものは変わる。本人が食べたい・飲みたいときに希望するものをあげる。

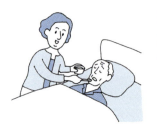
食べたいものの買い置きがあるとはかぎらないので「いま用意できるのは○○と□□です、どれが食べたいですか」と選んでもらうのもいい方法です。

- 食べやすい形、固さなどを工夫して誤嚥に注意する。
- エンシュア・リキッド®やラコール®など少量で栄養がとれる栄養剤もあるので、医療職や栄養士に相談する。
- 食事の時間を楽しくすることで食欲につながることもある。本人の好物を出したり、家族でいっしょに食事するのもよい。

アイスクリーム、果汁、はちみつ、氷(のかけら)などはよろこばれることも多いですよ!

Q のどがゴロゴロしてつらそう

- たんや唾液がうまく飲みこめなくなるため、のどにたまってゴロゴロ状態になる。
- 終末期の自然な経過のひとつで、多くの人に起こる。

A 体位を工夫したり、たんを吸引する

- 深く眠っているときは、はたで見ているほど苦しさは感じていない。表情やしぐさを観察してつらそうだったり、ゴロゴロがひどくなるようなら医療職に伝える。
- からだの位置や姿勢を工夫したり、水分摂取を控える。
- 点滴を控える、抗コリン薬を用いてたんなどの分泌を減らすなど医療的な処置もある。

● 介護者にできること。

口のなかのものをぬぐう	口腔内にたまったたんや分泌物を綿棒などでぬぐう
手でさする	胸や背中に手をあててやさしくさする
たんを吸引する	家族や喀痰吸引等研修を受けた介護職がたんをこまめに吸引する

終末期に介護者は何をしてあげればいい？

● 何をしていいかわからない、話せないのでつらい。
● ずっと眠っていてタイミングがつかめない。

A 声かけやマッサージをする

● ふだんどおり声をかけたり、足をマッサージしたりする。
● 家族が話している声が聞こえるだけで本人は安心していることが多い。
● 本人が眠っているときにできること。
  ○ 手足をやさしくマッサージする。
  ○ 本人お気に入りの音楽を流す。
  ○ 家族でふだんの会話をする。
  ○ 水や好きな飲み物などでくちびるをやさしく湿らせる。

 本人に何かしてあげたい気持ちがあるのにできないストレスを家族は感じがち。できることを教えてあげるのは家族へのケアにもなります。

Q 介護に疲れてクタクタだ

- 介護者が疲れてクタクタになってしまった。
- 介護者が必要以上に気を張りつめすぎて疲れてしまうと、自宅や介護施設などでみとることが不可能になってしまう。

A 気を張りつめすぎず、適度に休む工夫を

- 日中、本人が眠っているときに合わせて休む。
- ほかの人にも協力してもらう。
- 介護者が休めるような工夫を医療職や介護職と相談する。家族が夜間休めるよう睡眠薬を本人に処方してもらったり、ショートステイやお泊りデイサービスを利用する間にからだを休めたりリフレッシュする(レスパイトという)。

Q 今後の対応を決めるのが負担

- 今後の医療処置や対応を自分が決めるのは精神的に負担だ。

A 家族がすべて決める必要はない

- 「本人が以前に望んでいたこと」「治療や延命について本人と話したエピソード」を医療職や介護職に伝えて相談する。

「あなたはどう思う?」「あなたの家族だったらどうする?」と家族から意見を求められたときは、経験を話したり傾聴に徹したり…。先生はどうしていますか?

私は家族の判断材料をなるべく多く提供するよう努めているよ。「○○の可能性は1～2割くらい」「1か月はもたないかも」「この状態なら3日以内に亡くなる可能性が高い」とかね。

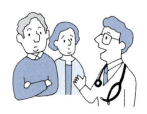

Q 鎮静薬や麻薬は本人の寿命を縮める?

- モルヒネは寿命を縮める? 麻薬は中毒になる? 麻薬は最終段階で使用される?

A 医学的な根拠はまったくない

- 鎮静薬や医療用麻薬をこばむ人がいるが、中毒になることも寿命を縮めることも決してない。
- 使用する薬の量は「苦痛をとるために必要な量」であり、「寿命を縮める量の薬物を投与する安楽死」とは別である。
- がんの痛みに使う医療用麻薬の使用量には上限がない。痛みをなくすために必要な使い方を医師と相談し、痛みをがまんさせない。

Q 在宅で亡くなった場合の対応は？

- 自宅で亡くなったとき、家族や介護職が最初にとるべき行動は？
- 注意すべきこと、必要な手続きを知りたい。

A かかりつけ医に連絡する

- あわてて救急車を呼ばない。これまで診察したことがない医師が亡くなった人を診察しても死亡診断書は書けない。死体検案書となり、警察の介入もある。
- かかりつけ医に電話連絡する。
- 訪問診療や外来通院している患者なら、24時間以内に診察を受けていない場合でも、死亡後に診察すれば死亡診断書を書いてもらえる。
- 死亡時刻は医師が死亡診断をした時刻ではないので、家族は亡くなっただいたいの時間を覚えておく。

さくいん
Index

数字・アルファベット

- 3-3-9度方式 …………………… 83
- 9の法則 ……………………… 173
- AED（自動体外式除細動器） …… 42
- CPR ……………………………… 34
- JCS法 …………………………… 83
- mmHG …………………………… 76

ア行

- 足側高位 ………………………… 70
- 頭側高位 ………………………… 71
- アドバンス・ケア・プランニング ……………… 220
- 息切れ ………………………… 186
- 意識障害 ………………………… 24
- 意識レベル ……………………… 27
- 異常行動 ……………………… 166
- いびき ………………………… 102
- インフルエンザ ……………… 151
- うわごと ……………………… 155
- 嚥下 ……………………………… 86
- 嘔吐 …………………………… 194
- 悪寒 …………………………… 150
- おっくうそう ………………… 152
- おむつかぶれ ………………… 176
- 温罨法 ………………………… 134

カ行

- 回復体位 ………………………… 66
- 下顎挙上法 ……………………… 31
- 下肢挙上 ………………………… 29
- かぜ（感冒） ………………… 127
- 片まひ ………………………… 101
- 喀血 ……………………………… 92
- かぶれ ………………………… 176
- 感染性胃腸炎 ………………… 138
- 間代性けいれん ………………… 99
- 顔面神経まひ ………………… 181
- 寒冷刺激 ………………………… 64
- 気管支喘息 …………………… 213
- 起座位 …………………………… 70
- 起座呼吸 ………………………… 70
- 気道確保 ………………………… 30
- 救急電話相談 …………………… 52
- 丘疹 …………………………… 178
- 仰臥位 …………………………… 68
- 胸骨圧迫 ………………… 35, 222
- 狭さく ………………………… 125
- 強直性けいれん ………………… 99
- 胸痛 …………………………… 190
- 共同偏視 ……………………… 101
- 切り傷 ………………………… 160
- ぐったりしている …………… 152
- くも膜下出血 ………………… 204
- 経口補水液 …………………… 155
- 頸椎損傷 ………………………… 57
- 経皮的動脈血酸素飽和度（SpO_2） ……………… 78
- 傾眠 …………………………… 184
- けいれん ………………………… 96
- 下血 …………………………… 128
- 下剤 …………………………… 135
- 血圧 ……………………… 76, 225
- 結石 …………………………… 199
- 血尿 …………………………… 140
- 血便 …………………………… 128
- 解熱薬 ………………………… 151
- 下痢 …………………………… 136
- 幻覚 …………………………… 112
- 倦怠感 ………………………… 152
- 見当識障害 ……………………… 83
- 口角下垂 ……………………… 101
- 抗コリン薬 …………………… 231
- 声かけ …………………… 122, 232
- 誤嚥 ……………………… 86, 231
- 誤嚥性肺炎 ……………………… 90

呼吸困難	186
呼吸数	75
呼吸停止	33
呼吸不全	79
黒色便	95
骨折	166
こぶ	204
誤薬	182
昏睡	114

サ行

座位	70
災害サイクル	216
刺し傷	160
酸素吸入	79
酸素不足	35
酸素飽和度	79, 225
酸素ボンベ	217
残尿感	140
視覚障害	114
止血	162
失禁	115
失神	70
しびれ	208
灼熱感	174
上腕動脈	75
褥瘡	176
食中毒	198
食欲低下	200
除細動	42
ショック症状	118
ショック体位	70
徐脈	75, 225
人工呼吸	38, 222
心室細動	46
人生会議	222
振戦	156
心停止	30
心電図	46
心肺蘇生	34, 223
心不全	146, 226
腎不全	146
蕁麻疹	180
睡眠障害	112

水様便	138
頭蓋内出血	169
頭痛	204
すり傷	160
性器出血	129
せき	124
舌根沈下	33
セミファーラー位	69
ぜんそく発作	70
喘鳴	124
せん妄	109, 228
総頸動脈	75
側臥位	167

タ行

タール便	95
体温	73
帯状疱疹	178
ただれ	136
立ちくらみ	208
脱水	152
タッピング	126
脱力	100
打撲	105
だるそう	152
チアノーゼ	86, 225
窒息	86
昼夜逆転	112
直接圧迫止血法	162
つじつまが合わない	110, 225
泥状便	138
電解質	136
てんかん	96
転倒	166
動悸	182
橈骨動脈	75
頭部後屈顎先挙上法	30
吐血	92
床ずれ	176, 226

ナ行

内出血	168

軟便	138	服薬管理	185
日内変動	77	浮腫	178
尿閉	144	不随意運動	156
認知症	109, 229	不整脈	213, 222
熱中症	64	不眠	212
眠れない	212	ふらつき	182
脳血管障害	208	ふるえ	156
脳血管性認知症	107	便秘	132, 225
脳梗塞	165	乏尿	144
脳出血	165	歩行障害	108
脳障害	34	発疹	174
脳卒中	104	発赤	174
脳内出血	100		
脳貧血	122		

ハ行

パーキンソン症候群	107
パーキンソン病	107
肺炎	127
背臥位	68
肺血栓塞栓症	217
バイタルサイン	72
排尿困難	144
背部叩打法	89
ハイムリック法	89
吐き気	194
発熱	148
鼻血	67
鼻づまり	151
鼻水	124
羽ばたき振戦	158
パルスオキシメーター	78
腫れ	176
膝屈曲位	68
皮膚炎	213
冷や汗	26
疲労感	152
貧血	128
頻脈	75
ファーラー位（半座位）	69
不穏	112, 229
腹痛	194
腹部膨満感	147
腹部マッサージ	134

マ行

まひ	66
水ぶくれ	170
耳鳴り	118
脈拍	74, 226
無気力	112
むくみ	176, 226
むせ	127
無尿	144
胸焼け	190
無表情	112
めまい	208

ヤ行

やけど	170
よだれ	100

ラ行

立位	71
流涎	100
冷罨法	64
ろれつが回らない	100

著者略歴

遠矢純一郎（とおやじゅんいちろう）

医師、桜新町アーバンクリニック院長
総合内科専門医、日本在宅医学会指導医、スウェーデン カロリンスカ研究所 認知症ケア修士

1992年鹿児島大学医学部卒業、鹿児島大学医学部第3内科。2000年用賀アーバンクリニック副院長。2006年母親の看病のため帰郷、ナカノ在宅クリニック勤務。2009年より現職

施設紹介

医療法人社団プラタナス

桜新町アーバンクリニック

http://www.sakura-urban.jp/

外来／デイサービス：
東京都世田谷区新町3-21-1 さくらウェルガーデン2F
在宅医療部／ナースケア・ステーション：
東京都世田谷区用賀2-15-5 朝日生命用賀ビル2F

ナースケア・リビング世田谷中町

http://ncliving.sakura-urban.jp/

桜新町アーバンクリニックが2017年5月に開始した看護小規模多機能型居宅介護（かんたき）サービス
世田谷区中町5丁目9-9 コミュニティプラザ4F

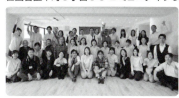

ナースケア・リビング世田谷中町の施設内観とスタッフのみなさん。本書の撮影は当施設で行いました

本書の執筆・制作にあたり、次の方にご協力いただきました（敬称略）。
大場哲也（ナースケア・リビング世田谷中町 副所長）
前田盛貢（ナースケア・リビング世田谷中町）
荒武佑磨（ナースケア・リビング世田谷中町）
中村泰基（ナースケア・リビング世田谷中町）

- 表紙デザイン ………… 釣巻デザイン室
- 表紙イラスト ………… 加藤マカロン
- 編集協力 ……………… 佐藤嘉宏
- 本文デザイン／DTP …… 蠣﨑 愛
- 本文イラスト ………… 平尾直子
- 撮影 …………………… 谷本 夏

【ポケット介護】
引ける！わかる！
高齢者の急変時対応
いざというとき、あわてず素早く対応できる

2019年5月23日 初版 第1刷発行
2022年6月18日 初版 第3刷発行

著 者　遠矢純一郎（とおやじゅんいちろう）
発行者　片岡 巌
発行所　株式会社 技術評論社
　　　　東京都新宿区市谷左内町21-13
　　　　電話 03-3513-6150　販売促進部
　　　　　　 03-3513-6166　書籍編集部
印刷／製本　日経印刷株式会社

定価は表紙に表示してあります。

本書の一部または全部を著作権法の定める範囲を越え、無断で複写、複製、転載、あるいはファイルに落とすことを禁じます。

©2019 遠矢純一郎

造本には細心の注意を払っておりますが、万一、乱丁（ページの乱れ）や落丁（ページの抜け）がございましたら、小社販売促進部までお送りください。送料小社負担にてお取り替えいたします。

ISBN978-4-297-10570-9　C2047
Printed in Japan

本書の内容に関するご質問はFAXまたは書面にてお送りください。弊社ホームページからメールでお問い合わせいただくこともできます。

【書面の宛先】
〒162-0846
東京都新宿区市谷左内町
21-13
株式会社技術評論社
書籍編集部
『【ポケット介護】
高齢者の急変時対応』係

【FAX】
03-3513-6183

【URL】
https://gihyo.jp/book